MARIANNE WELLERSHOFF ist Journalistin, Autorin und Musikerin. Sie hat ein Studium der Psychologie abgeschlossen, mehrere Bücher geschrieben und arbeitet als Autorin beim SPIEGEL. Wellershoff beschäftigt sich mit Themen aus Wissenschaft, Kultur und Gesellschaft und ist Blattmacherin der Magazine SPIEGEL WISSEN und SPIEGEL COACHING.

Außerdem von Marianne Wellershoff lieferbar:

Ich fühl mich wohl – Ziele erreichen, Gewicht halten, mehr bewegen
Ich kenne mich – Emotionen verstehen, Kindheit entschlüsseln,
Menschenkenntnis verbessern
Ich schaff das schon – Krisen überwinden, Stress reduzieren,
zu Hause wohlfühlen
Ich komm weiter im Job – Stärken erkennen,
Blockaden lösen, Veränderungen meistern
Ich bleib fit im Kopf – Gedächtnis trainieren,
geistig jung bleiben, erfüllt leben

Marianne Wellershoff (Hg.)

Ich lebe
bewusst

ENTSPANNT FASTEN,
DIGITAL ENTSCHLEUNIGEN,
NACHHALTIG LEBEN

3 Selbsttests und Trainingsprogramme
für ein achtsameres Leben –
mein Coaching

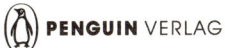 **PENGUIN** VERLAG

Die Texte dieses Buches wurden neu zusammengestellt und sind bereits im Magazin *So geht's mir gut. Sechs Trainingsprogramme, mit denen Sie Ihr Leben managen können* (01/2019) und *Ich fühl mich wohl. Sechs Trainingsprogramme für einen entspannten Alltag* (01/2020) und *Neustart für mich. Sechs Trainingsprogramme für ein zufriedenes Leben* (01/2021) aus der Reihe SPIEGEL COACHING erschienen.

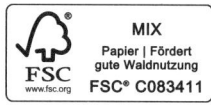

MIX
Papier | Fördert
gute Waldnutzung
FSC
www.fsc.org   FSC® C083411

Penguin Random House Verlagsgruppe FSC® N001967

1. Auflage 2023
Copyright © 2023 by Penguin Verlag, München
in der Penguin Random House Verlagsgruppe GmbH,
Neumarkter Straße 28, 81673 München
und SPIEGEL-Verlag Rudolf Augstein GmbH, Hamburg,
Ericusspitze 1, 20457 Hamburg
Umschlaggestaltung: Favoritbuero, München
Umschlagabbildung: Shutterstock
Satz: Satzwerk Huber, Germering
Druck und Bindung: CPI books GmbH, Leck
Printed in the EU
ISBN 978-3-328-10937-2
www.penguin-verlag.de

Inhalt

Vorwort

Erinnern Sie sich, was Sie heute gegessen haben? Und wann? Und wie oft Sie mal schnell zwischendurch etwas zu sich genommen haben? Falls nicht, geht es Ihnen wie sehr vielen Menschen. Man greift zum schnellen Snack, weil für mehr keine Zeit ist oder aber weil er gerade vor unserer Nase liegt, obwohl wir eigentlich gar nicht hungrig sind. Mit anderen Worten: Wir essen über den ganzen Tag verteilt und ohne richtigen Genuss und ohne auf das zu hören, was der Körper uns mitteilt. Gesund ist das nicht, und glücklich macht es ebenfalls nicht.

Auch in anderen Lebensbereichen reflektieren wir häufig nicht, was wir gerade tun – weil wir vieles aus Gewohnheit machen oder aber schlicht keine Zeit und daher auch keine Muße haben, um uns selbst zu beobachten und manches infrage zu stellen. Wissen Sie zum Beispiel, wie oft Sie heute zum Smartphone gegriffen haben? Hier ein Anhaltspunkt: Durchschnittlich 85 Mal am Tag wird das Handy gecheckt – kein Wunder also, dass viele sich gestresst fühlen von der digitalen Welt.

Doch es geht auch anders: Wenn wir bewusst leben, nehmen wir unsere Bedürfnisse besser wahr und können stimmig auf sie reagieren. Wir essen, wenn wir hungrig sind, wir nehmen das Smartphone nur zur Hand, wenn wir hier und jetzt eine Nachricht verschicken oder eine Mail lesen müssen. Bewusst zu leben, bedeutet heute auch, nachhaltig und verantwortungsvoll mit Ressourcen umzugehen.

Dieses Buch hilft Ihnen dabei, Ihr Leben bewusster zu gestalten. Es enthält drei Trainingsprogramme: Sie lernen, den Tag in Phasen mit Mahlzeiten und in Fastenphasen aufzuteilen und so das Zwischendurchessen zu vermeiden. Sie erfahren, wie Sie sich stressfrei in der digitalen Welt bewegen – und auch mal abschalten können. Und Sie nehmen erste Veränderungen vor, die Ihren Alltag nachhaltiger gestalten. Dazu passende Checks zeigen, was Ihnen jetzt schon gut gelingt und wo Sie vielleicht noch etwas Unterstützung gebrauchen könnten. Alle Selbsttests und Coachings wurden von der Psychologin Anne Otto gemeinsam mit verschiedenen Expertinnen und Experten entwickelt. Sie sind einfach, alltagsnah und fundiert.

Es lohnt, sich mit den Trainingsprogrammen einige Wochen lang zu beschäftigen und neue Verhaltensweisen einzuüben: Ein bewusstes Leben ist nämlich auch ein zufriedenes Leben.

> **Tipp:** Besorgen Sie sich ein Notizbuch und führen Sie ein Journal zu den Coachings, in dem Sie Ihre Gedanken, Erfahrungen und Vorhaben festhalten. Dann können Sie sehen, welche Fortschritte Sie machen.

KAPITEL 1

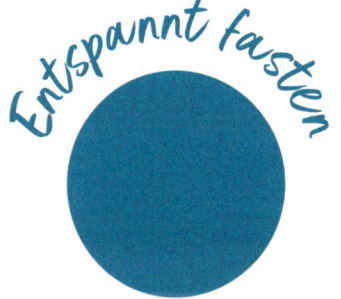

Entspannt fasten

Frühstück fällt aus

Hungern statt Pillen schlucken? Auch Mainstream-
Mediziner raten inzwischen zum Nahrungsverzicht
für die Gesundheit. Gerade das Intervallfasten
boomt – aber ist es mehr als eine Modediät?

Von Anne Otto

Zum Frühstück reicht ein Espresso. Essen Sie nur zweimal
am Tag. Und verzichten Sie aufs Abendbrot. Wie bitte? Sollte man nicht fünf kleine Mahlzeiten einnehmen, verteilt über
den ganzen Tag? Und zwar am besten fünf Mal Obst und Gemüse? Solchen vertrauten Grundsätzen widersprechen neue
Empfehlungen, wie man sich optimal ernährt. Biologen, Ernährungswissenschaftler und Mediziner haben in den vergangenen Jahren zahlreiche Belege dafür gefunden, dass kurze Fastenphasen während des Tages erstaunlich gesund sind.
Daraus leitet sich die neue Zauberformel ab: Man darf alles
essen, bloß nicht immer.

Es ist ein überraschender Perspektivenwechsel beim Thema
Ernährung, zu dem längst alles gesagt schien – und bei dem
jenseits der Grundthese, dass man nicht mehr Kalorien zu sich
nehmen sollte, als man verbrennt, seit Jahrzehnten vor allem

immer neue Hokuspokus-Theorien kursieren. Die neuen Erkenntnisse zum Fasten aber lassen nun nicht mehr allein bedeutsam erscheinen, was man isst. Sondern vor allem, wann man isst. Doch stimmt das wirklich? Oder ist es nur der neueste Diäthype?

Als einer der Ersten machte der Forscher Satchidananda Panda vom Salk-Institut in Kalifornien auf den Zusammenhang zwischen Essenspausen und Gesundheit aufmerksam. In einem seiner Experimente untersuchte er beispielsweise rund 400 Mäuse. Die eine Hälfte der Tiere bekam 9 bis 15 Stunden am Tag eine fette und zuckerreiche Kost – eine Art Fast-Food-Diät. Die restlichen Stunden des Tages hatten diese Mäuse keinen Zugang zum Futter. Für die andere Hälfte der Mäuse war die gleiche Futter- und Kalorienmenge portioniert, nur kamen diese Tiere 24 Stunden lang permanent an die Fressnäpfe. Wie erwartet, wurden die Mäuse, die ständig ans Futter kamen, übergewichtig und krank, bekamen beispielsweise Diabetes. Die Mäuse, die nur in festgelegten Intervallen fraßen, blieben dagegen schlank und gesund.

Das Erstaunliche: Sie hatten dieselben Mengen hochkalorische und ungesunde Kost gefuttert, nur in einem kürzeren Zeitraum. Auch wenn man Mäuse und Menschen nicht gleichsetzen kann: »Überspitzt gesagt, legt das Ergebnis nahe, dass man essen kann, was man will, wenn man es schafft, bestimmte Strecken des Tages zu fasten«, sagt Frank Madeo, der am Institut für molekulare Biowissenschaften an der Universität Graz die langfristigen Effekte des Intervallfastens beim Menschen untersucht.

Mittlerweile gibt es auch einige Belege, dass beim Menschen ebenfalls allein die zeitliche Verteilung der Kalorienmenge auf entscheidende Weise den Stoffwechsel beeinflusst. Die tschechische Diabetesforscherin Hana Kahleova machte etwa ein Experiment mit 54 Diabetes-Typ-2-Patienten. Ein Teil der Gruppe aß sechs kleine Mahlzeiten pro Tag, die andere Gruppe aß nur zwei große Mahlzeiten und hielt zwischendurch eine lange Esspause ein. Nach zwölf Wochen hatten sich bei der Gruppe, die Fastenintervalle einhielt, Diabetesmarker sowie Blut- und Leberfettwerte deutlich gebessert. Bei der Gruppe, die mehrere kleine Mahlzeiten zu sich genommen hatte, waren die Werte schlechter. Fazit dieser – und auch einiger anderer – Studien: Die lange kursierende Empfehlung, dass eine gesunde Ernährung aus vielen Zwischenmahlzeiten über den Tag verteilt besteht, ist nicht mehr haltbar.

Unterschiedliche Formen des sogenannten Intervallfastens – etwa ein Zeitplan, bei dem man in einem 24-Stunden-Turnus 16 Stunden fastet und nur 8 Stunden isst – führen dazu, dass sich die Biochemie im Körper günstig verändert. »Es beginnt ein sogenannter Fastenstoffwechsel, der auf Dauer bewirkt, dass sich der Blutdruck senkt, der Zucker- und Insulinstoffwechsel verbessert und weniger Entzündungsmarker im Blut messbar sind«, sagt Frank Madeo. Das Risiko für Erkrankungen wie Bluthochdruck oder Diabetes Typ 2 werde dadurch reduziert, die Zellalterung werde verlangsamt.

»Kurze Fastenintervalle, die wir in den Tag einbauen, entsprechen unserer Natur«, sagt Andreas Michalsen, Chefarzt der Abteilung Naturheilkunde vom Immanuel Krankenhaus in Berlin, der darauf hinweist, dass unsere Vorfahren sicher nicht permanent gegessen haben. Das ist heute anders: Es gibt Studien, die zeigen, dass etwa viele US-Amerikaner mehr als 15 Stunden am Tag ständig Snacks zu sich nehmen. Das führe natürlich zu Übergewicht, bringe aber auch den Zuckerstoffwechsel aus dem Gleichgewicht, sagt Michalsen. Der Naturheilkundler, auf die Erforschung traditioneller Fastenkuren spezialisiert, ist von den gesundheitsfördernden Wirkungen des Kurzzeitfastens überzeugt. »Die positiven Stoffwechseleffekte werden durch das Kurzzeitfasten einmal am Tag kurz hochgekitzelt. Das halte ich für einen Gewinn.«

Doch was passiert eigentlich im Körper, wenn wir viele Stunden hintereinander auf Nahrung verzichten? »Wann immer man Zellen die Nahrung entzieht, laufen sie in ein Energieproblem«, erklärt Biochemiker Madeo. »Die Zellen beginnen dann, Zellbestandteile abzubauen, die überflüssig oder sogar schädlich sind. Das betrifft etwa geschädigte Mitochondrien, die zu Krebs führen können.« Dieser Aufräum- und Reinigungsprozess wird »Autophagie« genannt und gilt als eine der wichtigsten zellschützenden Wirkungen des Fastens. Madeo forscht unter anderem zu der Frage, wie der Prozess auf molekularer Ebene abläuft. Man weiß, dass der Schrott in den Zellen in einer Art Müllsack – dem Autophagosom – gesammelt wird, in einem »Zellmagen« verschmolzen und dann zu neuem Brennstoff für die Zelle recycelt wird.

Ein weiterer heilsamer Prozess des Fastens ist die Ketogenese. Sobald die Glukose-Vorräte verbraucht sind, schaltet der Körper auf Fastenstoffwechsel um und greift allmählich auf Fettreserven zurück. In diesen Aufspaltungsprozessen entstehen Ketonkörper, die der Organismus gut als Energielieferanten nutzen kann. Diese Ketone haben zum einen stimmungsaufhellende Wirkung, zum anderen sind sie wohl auch in der Lage, Entzündungen zu hemmen, wie eine Studie der Universität Yale neulich gezeigt hat.

Dazu kommt, dass beim »Anknabbern« der Fettreserven auch das viszerale Fett um die Organe herum schmilzt. Das reduziert einen wichtigen Risikofaktor für Herz-Kreislauf-Erkrankungen. Eine Studie der Universität Padua zeigte, dass sich bei sportlichen Versuchsteilnehmern, die acht Wochen lang nach einem 16:8-Intervallfastenplan aßen, das Körperfett verringerte und die Entzündungswerte besserten. Bei einer Kontrollgruppe, die eine andere Form der Diät hielt, waren solche Effekte nicht messbar.

Nach welchem Fastenzeitraum genau die heilsamen biochemischen Prozesse der Autophagie und Ketogenese beim Menschen aktiviert werden, ist im Moment noch nicht klar. Manche Forscher finden relevante Stoffwechselveränderungen bereits nach 10, andere erst nach 12, 14 oder 16 Stunden Fastenzeit. Doch unabhängig davon sei man heute sicher, so Biochemiker Madeo, dass Kurzzeitfasten mehr sei als eine Lightvariante der ein- oder sogar mehrwöchigen Fastenkur, schließlich sei das Essen nach der Uhr eine dauerhafte Ernährungsumstellung.

Dass Intervallfasten so schnell beliebt geworden ist, hat noch einen anderen Grund als die medizinischen Fakten. Im Gegensatz zu vielen Ernährungsumstellungen oder Diäten ist Genuss nach wie vor möglich. Schokolade, Chips oder

Alkohol sind nicht verboten – sondern nur zu bestimmten Zeiten gesperrt. Außerdem ist diese Ernährungsform sozial halbwegs kompatibel: »Sobald man einen stabilen Rhythmus gefunden hat, darf man auch mal Ausnahmen machen«, sagt Frank Madeo. Auch hierzu gibt es Studien: Wenn Mäuse, die bereits einige Monate lang nur zu bestimmten Tageszeiten gefressen haben, ab und zu ein Wochenende rund um die Uhr futtern, bleiben sie dennoch schlank und gesund.

»Die Durchführung hierbei fällt tatsächlich leichter als bei klassischen Diäten«, sagt Frank Madeo, der selbst täglich erst ab 17 oder 18 Uhr isst und um 20 Uhr wieder aufhört. Die einfache Handhabung bestätigt auch Volker Berg*. Der 43-jährige Vertriebsfachmann litt an seinem Übergewicht, nahm in einem halben Jahr zehn Kilo mit Intervallfasten ab. Dazu fühlt er sich mit der neuen Art zu essen auch fitter und wacher – und er schläft besser. Soziale Einbußen gibt es für den Familienvater kaum. »Unter der Woche gewöhnt man sich schnell daran, nur zwischen 12 und 20 Uhr zu essen«, sagt Berg.

Der Fastenexperte und Ernährungswissenschaftler Andrea Ciro Chiappa sieht die praktische Handhabung des Intervallfastens aber auch kritisch. »Es ist eine gute Nachricht, dass kurze Esspausen die positiven Effekte des Fastens auslösen«, urteilt er. »Wer dann aber anfängt, einfach zu essen, wozu er gerade Lust hat, läuft möglicherweise in eine Mangelernährung.« Wer also in den Essphasen nur Fast Food verschlingt, hat etwas falsch verstanden. Auf eine ausgewogene

---

*   Name geändert.

Ernährung mit viel Obst, Gemüse, Vollkorn kommt es auch beim Intervallfasten an. »Wer das beherzigt«, sagt Chiappa, »kann mit dem Intervallfasten einen Schritt in Richtung gesünderes Essverhalten machen.«

Packungsbeilage

Motiviert Fasten zu einer dauerhaften Ernährungsumstellung? Bei welchen Krankheiten hilft es? Und wer sollte keinesfalls fasten?

Von Anne Otto

1. Fasten als Lebenseinstellung

Fasten regt zu neuen Ernährungsgewohnheiten an. Dieser Effekt gilt als gesichert.

Motivation für gesunde Ernährung: Die Deutsche Gesellschaft für Ernährung (DGE) hat das Fasten lange kritisch beäugt. Denn sie empfiehlt nur Ernährungsumstellungen, die nachhaltig und dauerhaft sind – keine Crash- und Kurzzeitdiäten. Gerade einwöchige Fastenkuren wurden lange den Diäten zugerechnet, also als eher ungesunde Abnehmversuche gewertet. Mittlerweile räumt die DGE aber ein, dass Fasten den Weg zu einer gesünderen Ernährung bahnen kann. Das belegt auch eine Studie der Universität Duisburg-Essen. Mehr als 900 Teilnehmer wurden während einer ambulant durchgeführten Fastenwoche beobachtet und befragt.

Es zeigte sich, dass eine einzige Woche Fasten ausreicht, um nachhaltige Veränderungen bei Lebensstil und Essgewohnheiten zu erreichen. In den Monaten nach der Kur ernährten sich die Teilnehmenden weiterhin gesund und bewegten sich mehr als vor der Kur. Insgesamt waren sie getragen von einem Gefühl der Zuversicht. Das war auch deshalb erstaunlich, weil es sich bei den Studienteilnehmern durchgehend um Personen handelte, die vorher mit Übergewicht kämpften und eher Schwierigkeiten hatten, ihre Essgewohnheiten sinnvoll zu verändern. Auch Erfahrungsberichte zum Intervallfasten legen nahe, dass Menschen, die über Monate täglich eine Mahlzeit weglassen, tendenziell bewusster und auch weniger essen. Sättigungs- und Hungersignale werden wahrscheinlich besser wahrgenommen.

2. Fasten als Medizin

Bei diesen Krankheitsbildern ist Fasten heute auch unter Mainstream-Medizinern eine anerkannte Komplementärtherapie.

Bluthochdruck: Wer unter einer manifesten Herzkrankheit leidet, für den ist Fasten nicht das Mittel der Wahl. Wenn man sich aber mit den Vorboten von Herz-Kreislauf-Erkrankungen herumschlägt, etwa Bluthochdruck oder hohen Blutfettwerten, kann eine Fastenkur über ein oder zwei Wochen hilfreich sein. Blutdruckwerte, die bei Fastenkuren erhoben wurden, zeigen durchgängig, dass sich bereits nach einer Woche der Blutdruck deutlich senkt. Der Naturheilkundler

Alan Goldhamer hat in zwei Beobachtungsstudien festgestellt, dass der systolische Blutdruck durch Fasten um bis zu 30 mmHg abfällt. So wirksam sind manche Blutdrucksenker nicht. Auch Intervallfasten oder eine dauerhaft kalorienreduzierte Ernährung haben immense Effekte. Der Mediziner Luigi Fontana von der Washington University hat in mehreren Untersuchungen belegt, dass Menschen, die über Jahre eine reduzierte Kalorienanzahl zu sich nehmen, sehr viel bessere Herz-Kreislauf-Werte haben als eine Vergleichsgruppe, die sich normal, also ohne jede Beschränkung, ernährte. Die kardioprotektive Wirkung des Fastens schreibt man nicht nur dem Gewichtsverlust zu, der das Herz entlastet. Herz-Kreislauf-Erkrankungen werden heute auch mit Entzündungsprozessen in Verbindung gebracht – und diese werden durch jede Art des Fastens positiv beeinflusst. Auch hier gilt Fasten also als gute Komplementärtherapie. Absprachen mit dem Arzt sind dennoch zu treffen – Entwässerungstabletten oder Blutdrucksenker müssen anders dosiert und teilweise während des Fastens ganz abgesetzt werden.

Rheuma: Der Arzt Otto Buchinger, Wegbereiter des modernen Heilfastens, linderte durch Fasten die Symptome seiner eigenen rheumatoiden Arthritis und übertrug die Erkenntnisse dann in die Praxis. In seiner Klinik behandelte Buchinger deshalb am Anfang Rheumapatienten. Weil die Behandlung von Rheuma und auch Arthrosen also eine lange Tradition in der Fastenmedizin hat, gibt es dazu einige klinische Studien. Eine Metastudie etwa, in der vier systematische Fallstudien zusammengefasst wurden, konnte zeigen, dass sich Rheumasymptome wie Schwellungen und Schmerzen durch Heilfastenwochen bessern, der Effekt hielt auch drei Monate nach der Fastenkur noch an. Zusätzlich gilt heute als belegt, dass die Effekte des Fastens nachhaltiger sind, wenn man anschließend eine Ernährungsumstellung auf vegetarische Kost vornimmt. Das fand der norwegische Mediziner Jan Kjeldsen-Kragh heraus, als er eine Gruppe von 53 Rheumapatienten untersuchte. Die eine Hälfte unterzog sich einer konventionellen Rheumatherapie. Die andere Hälfte machte eine Fastenkur und ernährte sich im Anschluss ein Jahr lang zunächst nur vegan, dann vegetarisch. Diese Gruppe zeigte eine beeindruckende Besserung der Symptome und Linderung der Schmerzen, auch Rheumamarker im Blut waren deutlich gesunken. Die biochemischen Gründe, warum Fasten bei Rheuma so gut wirkt, sind noch nicht abschließend gefunden. Klar ist, dass der Fastenstoffwechsel dazu führt, dass Entzündungsprozesse generell eingedämmt werden.

Diabetes: Kann man Diabetes vom Typ 2 durch Ernährungsumstellungen, Kalorienreduktion oder Fasten heilen? Eine wichtige Frage, denn derzeit leiden rund sechs Millionen Deutsche daran. Eine neue britische Studie mit 306 Teilnehmern kommt zu dem Ergebnis, dass eine Remission der Zuckerkrankheit durch eine stark kalorienreduzierte Diät möglich ist, allerdings nur, wenn der Diabetes noch nicht länger als sechs Jahre besteht. Den positiven Effekt des Fastens auf Diabetes Typ 2 konnte diese Arbeitsgruppe schon in einer früheren, kleineren Studie nachweisen. Dabei ließ man Diabetiker acht Wochen fasten und stellte fest, dass sich die Beschwerden der Patienten stark besserten und der Zuckerstoffwechsel sich normalisierte. Dieser Effekt hielt auch noch mehrere Monate nach der Fastenkur an. Neuere Studien, etwa eine kontrollierte Untersuchung der Forscherin Hana Kahleova, weisen darauf hin, dass auch Intervallfastenkuren, etwa das Weglassen einer Hauptmahlzeit, Diabetes Typ 2 bessern können. Vor allem die sogenannte Fettleber »schmilzt« durch die Esspausen – und das hat einen positiven Einfluss auf die Krankheitsentwicklung. Dass verschiedene Formen des Fastens bei Diabetes gut wirken, hängt nach Expertenmeinung damit zusammen, dass der außer Kontrolle geratene Zuckerstoffwechsel ins Lot kommt. Wichtig ist, dass man nicht auf eigene Faust fastet. Manche Diabetesmedikamente, wie das häufig verschriebene Metformin, können die Effekte von Fastenkuren beeinträchtigen. Eine Absprache mit dem Hausarzt ist daher unbedingt nötig.

3. Fasten zur Linderung

Fastenmediziner haben in Bezug auf einige Erkrankungen die Erfahrung gemacht, dass einwöchige Fastenkuren die Symptome verbessern.

Schuppenflechte: Man findet die Information in jedem Patientenforum zum Thema Schuppenflechte: Abnehmen kann die Symptomatik bessern. Anders als eine Diät hat Fasten noch einen zusätzlichen Effekt, denn es lindert auch die entzündliche Symptomatik der Erkrankung. Systematische Studien gibt es hier bisher nicht. Der Berliner Naturheilkundler Andreas

Michalsen ist aufgrund jahrzehntelanger Erfahrung mit Psoriasis-Patienten – die in seiner Abteilung unter anderem mit Fastenkuren behandelt werden – der Ansicht, dass bei Schuppenflechte das Heilfasten eine gute Empfehlung sein kann.

Chronische Schmerzen: Wer mit chronischen Schmerzen wie Migräne oder muskulären Schmerzen zu tun hat, für den kann Fasten einen Versuch wert sein. Fallstudien, etwa des Naturheilkundlers Gustav J. Dobos von der Universitätsklinik Essen, zeigten, dass sich die Stimmung von Schmerzpatienten und auch die empfundene körperliche Beeinträchtigung während einer Fastenkur verbesserten. Das hat psychophysiologische Gründe. Vor allem steigt während des Fastens, etwa am vierten Tag, der Serotoninspiegel an. Der Neurotransmitter wirkt stimmungsaufhellend.

Leichte Depression: Der stimmungsaufhellende Effekt des Fastens ist in einigen Studien beschrieben worden. Ungefähr am vierten Tag fühlt man sich euphorisiert und glücklich. Neuroendokrinologische Veränderungen – etwa eine vermehrte Ausschüttung körpereigener Opiate und ein erhöhter Serotoninspiegel – können gemessen werden, Patienten berichten von mehr Energie und besserer Stimmung. Aufgrund dieser Effekte kann Fasten leichte Depressionen lindern. Bei schweren klinischen Depressionen, die mit Medikamenteneinnahme einhergehen, gilt das aber nicht.

4. Fasten als Hoffnung

Es gibt einige Krankheiten und Krankheitsparameter, bei denen Fasten in ersten Studien (oder auch Tierversuchen) Erfolg verspricht.

Allergien und Asthma: Einige wenige Fallbeschreibungen mit immer nur kleinen Patientenzahlen lassen vermuten, dass Fastenwochen sowohl bei Allergien als auch bei Asthma helfen könnten. Die entzündliche Komponente beim Asthma könnte durch den Nahrungsverzicht positiv beeinflusst werden, denn der Fastenstoffwechsel hemmt Entzündungsprozesse. Allergien werden unter Umständen durch eine Stärkung des Immunsystems eingedämmt, wie sie beim Nahrungsverzicht eintritt. Eine verbindliche Empfehlung, bei diesen Krankheitsbildern zu fasten, kann aber noch nicht ausgesprochen werden. Dafür gibt es zu wenige Studien.

Demenzen: Marc Mattson ist einer der führenden Forscher zum Thema Fasten und neurodegenerative Erkrankungen. Der Neurowissenschaftler von der Johns Hopkins University konnte in mehreren Studien mit Mäusen belegen, dass sich Fasten auf den Stoffwechsel von Nervenzellen positiv auswirkt. In einer Studie fütterte Mattson eine Gruppe von Mäusen mit einer ketonreichen Diät – also einer Ernährung, die dem Gehirn mehr Ketonkörper zuführt, wie sie beim Fasten entstehen. Das führte im Gehirn der Mäuse dazu, dass bestimmte Eiweißablagerungen reduziert wurden, die amyloiden Plaques, denen man eine Rolle bei der Alzheimer-Entstehung zuschreibt. Die Tiere waren durch die ketogene Diät auch lernfähiger geworden. Andere Studien zeigen, dass Ketonkörper Nervenwachstumsfaktoren begünstigen. Auch dies könnte einen Schutz gegen neurodegenerative Erkrankungen wie Demenzen bewirken. Doch obwohl diese Forschungen vielversprechend und zukunftsweisend erscheinen: In der Neurologie gibt es bisher keinen zufriedenstellenden Übertrag auf den Menschen. Dass Fasten gut fürs Gehirn ist, wie Marc Mattson betont, kann als gesetzt gelten. Inwieweit sich dadurch Demenzen eindämmen oder gar verhindern lassen, ist unklar.

Wer darf nicht fasten?

- Menschen, die in ihrem Leben bereits an Magersucht oder anderen Essstörungen gelitten haben (oder es noch tun), sollten nicht mehrere Tage am Stück fasten. Auch beim intermittierenden Fasten sollten Menschen mit einer derartigen Vorgeschichte vorsichtig sein.
- Für Menschen mit Diabetes Typ 1 oder fortgeschrittenen koronaren Herzkrankheiten, mit Psychosen, mit fortgeschrittener Nieren- oder Leberinsuffizienz, Schilddrüsenüberfunktion oder Netzhautablösung ist an Fastenkuren nicht zu denken.
- Kinder und Jugendliche sollten noch nicht fasten. Sie sind im Wachstum und brauchen keine Fastenkuren.
- In Schwangerschaft und Stillzeit sind Fastenkuren ebenfalls nicht angezeigt. Moderates Intervallfasten, etwa in

einem 14:10- oder 12:12-Rhythmus, muss man aber nicht unterbrechen.

- Mit einem Body-Mass-Index unter 18 gilt man als untergewichtig, über 45 als extrem übergewichtig. Wer diese Messwerte unter- oder überschreitet, sollte sich keiner Fastenkur unterziehen.
- Es gibt Fans, die gern viermal im Jahr fasten würden. Die Meinungen der Ärzte gehen auseinander. Auf der sicheren Seite ist man als gesunder Mensch, wenn man bis zu zweimal im Jahr eine Woche lang eine Fastenkur durchführt. Wer aus medizinischen Gründen fastet, sollte mit dem Arzt besprechen, wie viele Fastentage beziehungsweise wie viele Kuren sinnvoll sind.

Vorsicht:
Fasten kann die Wirkung der Antibabypille herabsetzen. Bitte halten Sie dazu auf jeden Fall Rücksprache mit Ihrem Arzt oder Ihrer Ärztin.

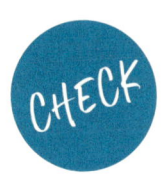

CHECK

Das richtige Rezept

Welcher Fastentyp sind Sie? Mit diesem Test finden
Sie heraus, welche Esspausen zu Ihnen passen.

**Es gibt unterschiedliche Möglichkeiten, den Nahrungs-
verzicht in sein Leben zu integrieren:** Im Trend liegt das
Intervallfasten, also das regelmäßige Einhalten von kürzeren Esspausen im Tagesablauf. Eher klassisch sind mehrtägige Fastenkuren, bei denen man eine knappe Woche lang nur
Saft und Suppe zu sich nimmt. »Beide Varianten funktionieren sehr gut«, sagt Andreas Michalsen, Chefarzt der Abteilung Naturheilkunde am Immanuel Krankenhaus in Berlin
und Stiftungsprofessor für Naturheilkunde an der Charité.
Doch Lebens- und Gesundheitssituation sind oft so unterschiedlich, dass nicht für jeden Menschen jede Art des Fastens passt. Michalsen hat deshalb vier Checklisten mitentwickelt, mit denen Sie herausfinden können, welcher Fastentyp
Sie sind – und warum Sie überhaupt fasten möchten. Denn
wer das weiß, dem fällt es sehr viel leichter, Phasen des Ver-
zichts gut durchzuhalten.

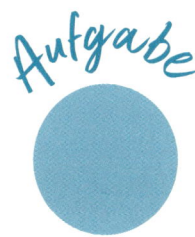

Aufgabe

Die nachfolgenden vier Checklisten fragen Ihre Einstellung zum Fasten und Ihre gesundheitliche Disposition ab. Kreuzen Sie an, welchen Aussagen Sie zustimmen und welche Sie eher verneinen. Am Schluss addieren Sie die »Ja«-Antworten. Jede Liste enthält außerdem eine Zusatzfrage. Tragen Sie gesondert ein, ob Sie diese mit »Ja« oder »Nein« beantwortet haben.

1

Ja Nein

Mir haben Leute erzählt, dass Fasten ein tolles und intensives Erlebnis sein soll. Das würde mich grundsätzlich auch interessieren.

Ja   Nein

Ich würde gern mehr zur Ruhe kommen und meinen ganzen Organismus entlasten.

☐   ☐

Man stellt sich wahrscheinlich ganz andere Fragen, wenn man nicht mit Essen beschäftigt ist. Mir kommt das sinnvoll vor.

☐   ☐

Wenn es um meine Gesundheit geht, bevorzuge ich ganzheitliche Ansätze für Körper und Geist.

☐   ☐

Mit Meditation, Selbsterfahrung oder Exerzitien in Gruppen habe ich schon Erfahrung. Ich profitiere von solchen Erlebnissen.

☐   ☐

Zusatzfrage: Mit Bewusstseinszuständen zu experimentieren, das gefällt mir. Das Fasten-High und die damit verbundenen Glücksgefühle würde ich gern einmal erleben.

☐   ☐

Ergebnis: _____ x **Ja**

2

Ich futtere zu viel Ungesundes zwischendurch.   ☐   ☐

Ja   Nein

Besonders abends ärgere ich mich darüber, dass ich auf dem Sofa hocke und zu viele zusätzliche Kalorien zu mir nehme.

Ich habe oft einen unwiderstehlichen Heißhunger auf Süßes oder Snacks.

Der Kühlschrank ist auch nachts nicht vor mir sicher.

Ich habe unregelmäßige Essgewohnheiten; ich esse viel nebenbei, während ich arbeite, lese, Auto fahre oder fernsehe.

Zusatzfrage: Ich bin schlank und ernähre mich auch gesund. Aber ich kann der Versuchung, ab und zu Süßes zu essen, einfach nicht widerstehen. Ich müsste viel disziplinierter sein.

Ergebnis: _____ x **Ja**

3

Auch mein Arzt hat mich schon darauf hingewiesen, dass es gut für meine Gesundheit wäre, wenn ich einige Kilos weniger auf die Waage brächte.

Ja Nein

Ich leide an Diabetes Typ 2, an Bluthochdruck oder am metabolischen Syndrom.

☐ ☐

Mit den Jahren wiege ich eigentlich immer ein paar Pfunde mehr – ich sorge mich, wo diese Entwicklung wohl noch hinführt.

☐ ☐

Ich habe Rheuma, Schuppenflechte oder chronische Schmerzen und suche nach Alternativen, meine Symptome zu lindern.

☐ ☐

Andere merken es oft gar nicht, aber bei mir lagert sich alles Fett am Bauch an. Und auch meine Blutfettwerte sind nicht gut.

☐ ☐

Zusatzfrage: Ich habe eine ausgeprägte Adipositas, also einen Body-Mass-Index von 45 oder darüber. Ich suche dringend nach Möglichkeiten abzunehmen.

☐ ☐

Ergebnis: _____ x **Ja**

4

Ich versuche bereits, gesund zu leben, und interessiere mich für alle möglichen Ernährungslehren.

☐ ☐

Ja   Nein

☐   ☐

Gemüse, Obst, wenig Fleisch, das alles prägt meinen Speiseplan. Ich frage mich manchmal, ob das ausreicht und das Richtige ist.

☐   ☐

Ich habe gehört, dass das Intervallfasten zum Teil sogar Alterungsprozesse aufhalten kann. Das interessiert mich.

☐   ☐

Ich würde nicht unbedingt eine Diät machen, aber ich suche nach Möglichkeiten, mein Gewicht zu halten.

☐   ☐

Ich mache viel Sport und suche immer wieder nach einer optimalen Ernährung, die dazu passt.

☐   ☐

Zusatzfrage: Mein ganzes Leben interessiere ich mich brennend für Ernährung und habe seit Jugendzeiten viele Diäten gemacht und mein Gewicht sehr kontrolliert.

Ergebnis: _____ x Ja

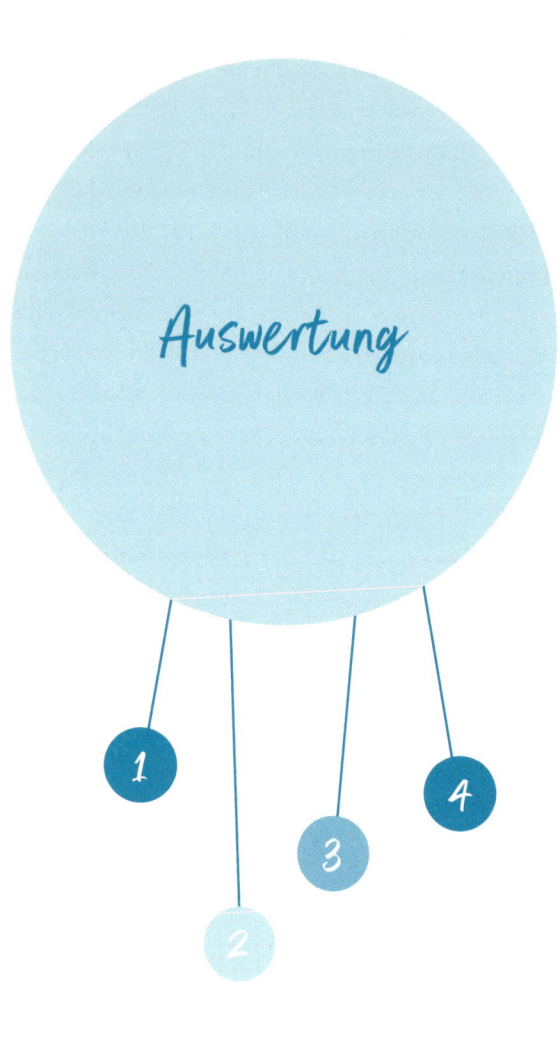

Fasten als Erfahrung

Welcher Typ sind Sie? Wenn Sie in dieser Checkliste mehr als zweimal »Ja« angekreuzt haben, sind Sie zumindest theoretisch fürs Fasten offen. Und interessieren sich bei Gesundheitsfragen wahrscheinlich nicht nur für die körperlichen, sondern auch für geistige und psychische Auswirkungen. Je mehr »Ja«-Antworten Sie haben, desto stärker fallen Sie in die Kategorie des »Erfahrungssuchers« – und eine Fastenzeit ist für Sie dann leicht durchzuhalten, wenn diese ein bewusstes Erlebnis ist. Wer hier dagegen kaum »Ja«-Antworten hat, sieht das Fasten eher pragmatisch.

Wie fasten? Wenn Sie ein ganzheitliches Fastenerlebnis suchen, passt ein mehrtägiger Verzicht aufs Essen zu Ihnen (siehe Anleitung Fasten B im Anschluss an die Auflösung). Denn nur wenn der Organismus tatsächlich eine längere Zeit auf Fastenstoffwechsel umstellt, erlebt man auch den stärkenden und stimmungsaufhellenden Effekt, der ab dem dritten Tag eintritt. Darüber hinaus ist laut dem Naturheilkundler Andreas Michalsen nur ein Fasten über mehrere Tage auch eine Schule in Selbstwirksamkeit: Wer fünf Tage ohne feste Nahrung durchhalte, der stelle sich vielen Herausforderungen danach optimistischer. Ideal ist für alle Erfahrungssucher übrigens eine Kur abseits des Alltags, etwa eine Reise, auf der Fasten mit Wandern verbunden wird. Oder bei Zeitknappheit zumindest eine ambulante Fastengruppe, in der man sich mit anderen austauscht und Erfahrungen teilt.

> **Vorsicht:** Haben Sie die Zusatzfrage mit »Ja« beantwortet? Dann kann es sein, dass Sie vom Fasten zu viel erwarten. Eine Fastenkur ist kein Trip. Wer nur auf das Fasten-High oder einen Kick wartet, wird wahrscheinlich enttäuscht. Die Erfahrung erfordert auch Ruhe und Geduld.

 2

Fasten gegen das Zwischendurchessen

Welcher Typ sind Sie? Wenn Sie in dieser Liste mehr als zweimal »Ja« angekreuzt haben, kämpfen Sie wahrscheinlich mit dem Zwischendurchessen – und seinen unerfreulichen Folgen. Sie sind damit in guter Gesellschaft. Studien belegen, dass beispielsweise in den USA sehr viele Menschen bis zu 15 Stunden am Tag permanent knabbern – vom Aufstehen bis zum Schlafengehen. Das führt nicht nur zu überflüssigen Pfunden, sondern belastet auch den Stoffwechsel. Je häufiger Sie in dieser Checkliste »Ja« angekreuzt haben, desto eher lohnt es sich für Sie, mehr Struktur, Ruhe und Regeln in Ihren Ernährungsalltag zu bringen.

Wie fasten? Der automatische Griff zu Schokoriegel oder Chips wird seltener, sobald Klarheit darüber besteht, was man wann essen darf. Deshalb ist für alle Zwischendurchfutterer das Intervallfasten (siehe Anleitung Fasten A) im Alltag geeignet. Wenn nämlich festgelegt ist, zu welchen Stunden des Tages Sie essen dürfen – etwa zwischen 10 und 20 Uhr –, fällt es erwiesenermaßen leichter, sich in den Zeiten, in denen man nichts essen darf, an die Regeln zu halten. Die Umstellung auf einen neuen Ernährungsrhythmus dauert meist nur ein paar Tage. Weiterer Vorteil: Man muss bei dieser Form des Fastens nicht komplett auf Naschkram verzichten. Dennoch hilft das feste Muster aus Essen und Nichtessen, genauer auf die eigene Ernährung zu achten. Wer nur Kleinigkeiten im Essverhalten verändert, setzt bereits einen großen Impuls für eine bewusstere Art, mit Nahrung umzugehen. Wenn Sie ein Zwischendurchesser sind, kann es deshalb schon hilfreich sein, eine Woche nur auf Zucker, Chips oder Fast Food zu verzichten. Alles andere ist weiterhin erlaubt. Probieren Sie es aus. Der gesundheitsfördernde Effekt ist nicht riesig – aber der psychologische.

Vorsicht: Haben Sie auf die Zusatzfrage mit »Ja« geantwortet? Dann kann es sein, dass Sie ohnehin schon sehr kontrolliert essen. Prüfen Sie für sich, ob noch mehr Struktur und Regeln Ihrem Ernährungsverhalten vielleicht sogar eher schaden. Dann passt für Sie eine Fastenwoche wesentlich besser als das dauerhafte »Teilzeitfasten« im Alltag.

Fasten bei Erkrankungen

Welcher Typ sind Sie? Wenn Sie in dieser Liste mindestens einmal mit »Ja« geantwortet haben, kann Fasten für Sie einen wichtigen Gesundheitsaspekt haben. Bei Bluthochdruck, Diabetes Typ 2, Schuppenflechte, chronischen Schmerzen oder Rheuma sind Heileffekte durchs Fasten mittlerweile gut belegt. Und bei viel Bauchfett oder alarmierenden Blutfettwerten, die auf einen ungesunden Stoffwechsel hindeuten, kann Fasten eine gute Prävention sein. Das zu wissen motiviert, eine Weile ohne feste Nahrung durchzuhalten.

Was tun? Wer fastet, weil er eine Erkrankung behandeln will, befindet sich automatisch im Bereich des Heilfastens. Die meisten Kuren dauern mindestens sieben Tage, können auch auf zwei oder drei Wochen ausgedehnt werden, häufig wird eine Form des Buchinger-Fastens mit Saft und Gemüsebrühe angeboten (ähnlich der Fünf-Tage-Kur für zu Hause, siehe Anleitung Fasten B). Wichtig: Wenn Sie aus gesundheitlichen Gründen fasten wollen, sollten Sie unbedingt vorher mit einem Arzt sprechen. Komplett auf eigene Faust zu fasten kann gefährlich sein, auch weil einige Diabetes- und Blutdruckmedikamente die positiven Effekte des Fastens stören und sogar kontraproduktiv wirken. Ideal ist beim Fasten aus medizinischen Gründen beim ersten Mal ein Gruppenangebot eines ausgebildeten Leiters oder ein Aufenthalt in einer Fastenklinik.

Vorsicht: Haben Sie die Zusatzfrage mit »Ja« beantwortet? Dann haben Sie im Moment wahrscheinlich so viel Übergewicht, dass Ärzte eine Fastenkur über mehrere Tage als psychisch und physisch zu belastend einschätzen. Eine generelle Ernährungsumstellung mit langsamer Gewichtsreduktion ist meist der erste Schritt. Denn: Fasten ist nie primär als Diät gedacht. Abnehmen gilt eher als Mitnahmeeffekt.

 ## Fasten für einen gesünderen Lebensstil

Welcher Typ sind Sie? Wenn Sie in diesem Check zweimal oder häufiger mit »Ja« geantwortet haben, sind Ernährung und Gesundheit in Ihrem Leben wahrscheinlich zentrale Themen. Sie interessieren sich für vieles, was mit gesundem Essen zu tun hat, und es motiviert Sie auch, wenn Sie merken, dass Sie mit guter Ernährung etwas ausrichten können. Deshalb kann es für Sie durchaus interessant sein, sich mit Fastenvarianten zu beschäftigen.

Was tun? Für Menschen, die ohnehin schon versuchen, gesund zu essen, und das Thema auch spannend finden, ist Intervallfasten (siehe Anleitung Fasten A) eine gute Variante.

Wer täglich zu bestimmten Zeiten nicht isst, erzielt regelmäßig viele positive physiologische Effekte des Fastens. Wenn Sie darüber hinaus auch in Checkliste 1 häufig »Ja« angekreuzt haben, also ganzheitliche Gesundheitserfahrungen schätzen, spricht einiges dafür, auch mal eine Fastenwoche auszuprobieren.

Vorsicht: Wenn Sie die Zusatzfrage mit »Ja« beantwortet haben, sollten Sie sich in einer ruhigen Minute fragen, ob Sie sich eventuell zu stark mit gesundem Essen beschäftigen. Falls Sie das für sich selbst bejahen und/oder in bestimmten Zeiten Ihres Lebens schon mit Symptomen einer Essstörung gekämpft haben, sollten Sie nicht unbedingt mit dem Fasten experimentieren.

Zweimal Fasten

Hier finden Sie zwei kurze Beschreibungen zu unterschiedlichen Arten des Fastens. FASTEN A ist eine erste konkrete Anleitung, mit der Sie Kurzzeitfasten in den Alltag einbauen können. Unter FASTEN B lesen Sie, welche Art des Fastens über mehrere Tage heute gängig und empfehlenswert ist.

FASTEN A: INTERVALLFASTEN

Diese wenig aufwendige Art, dem Körper regelmäßig einige Stunden des gesunden Fastenstoffwechsels zu gönnen, ist für alle geeignet, die in Checkliste 2 und Checkliste 4 besonders häufig »Ja« angekreuzt haben. Beim Kurzzeitfasten geht es darum, ein Intervall von 16:8 einzuhalten, also in 24 Stunden nur 8 Stunden zu essen und 16 Stunden auf Nahrung zu verzichten. Auch Intervalle von 14:10, also nur 14 Stunden Fastenpause, haben schon gesundheitsfördernde Effekte. So geht's:

1. **Die Nacht nutzen:** Es erleichtert das Fasten, wenn man die Schlafpause, während der man ohnehin nicht isst, in sein Verzichtprogramm einbaut. Überlegen Sie deshalb als Erstes, ob Sie lieber nach dem Schlafen aufs Frühstück verzichten wollen oder aber vor dem Schlafen aufs Abendessen. Wer eins von beidem schafft, fastet ungefähr 14 bis 16 Stunden.

2. **Mahlzeiten verschieben:** Wem es nicht gelingt, auf Frühstück oder Abendessen zu verzichten, der lege das Frühstück auf eine spätere oder das Abendessen auf eine frühere Zeit.

3. **Rhythmus einhalten:** Legen Sie die Fastenintervalle unbedingt immer auf denselben Zeitraum. So kann sich der Körper schnell umstellen, Hungergefühle verfliegen rasch.

4. **Nicht schummeln:** Auch während des kurzzeitigen Fastens stellt der Körper auf den Fastenstoffwechsel um. Dieser wird unterbrochen, sobald man Eiweiß

oder Kohlenhydrate aufnimmt. Deshalb in den Fastenstunden wirklich nur zu Wasser und ungesüßten Tees greifen.

Wer im Intervall fastet, zählt oft nicht Kalorien, sondern Stunden. Man weiß heute noch nicht genau, wie viele Stunden ausreichen, um den Fastenstoffwechsel auszulösen. Faustregel ist hier aber: Lieber nur 12 oder 13 Stunden konsequent fasten, als sich 16 Stunden vorzunehmen – und dann immer wieder schwach zu werden. Und: Versuchen Sie, weiterhin halbwegs gesund zu essen. Mit dieser und weiterer Varianten des Intervallfastens beschäftigt sich auch unser nachfolgendes Fastencoaching.

FASTEN B: FÜNF-TAGE-FASTENWOCHE

Wer mehrere Tage am Stück fasten will, für den bietet sich generell eine Fastenwoche nach Buchinger an. Wenn Sie im Check 1 und im Check 3 häufig »Ja« angekreuzt haben, ist Fasten über mehrere Tage für Sie zu empfehlen. Wer gesundheitlich fit ist und auf eigene Faust starten will, kann sich gut an Hellmut Lützners Bestseller *Wie neugeboren durch Fasten* halten, der gut und verständlich zu einer abgewandelten Form der Buchinger-Saft-Fasten-Kur anleitet. Andreas Michalsen empfiehlt allerdings, dass alle, die es zum ersten Mal probieren, besser in einer Gruppe unter fachkundiger Anleitung fasten. Auch wenn bei Gesunden nicht viel schiefgehen kann, so gibt es doch einiges zu beachten, um unangenehme Nebenwirkungen wie Frieren, kurze Kreislaufinstabilität oder Hunger während der Fastentage zu vermeiden. Adressen für Fastengruppen finden Sie zum Beispiel auf der Website www.fastenakademie.de. Für Menschen mit chronischen Erkrankungen gilt: die Buchinger-Kur zumindest beim ersten Mal unbedingt mit fachkundiger Anleitung oder sogar in einer Fastenklinik machen. Infos zu Kliniken, in denen Heilfasten angeboten wird, gibt es unter: www.aerztegesellschaft-heilfasten.de

Wegweiser

Professor Andreas Michalsen hat auch das Fastencoaching auf den kommenden Seiten entwickelt. Dort geht es darum, das Intervallfasten im Alltag über mehrere Wochen tatsächlich umzusetzen – ohne sich dabei zu quälen.

COACHING

Entspannt fasten

Regelmäßige Esspausen fördern die Gesundheit. In diesem Trainingsprogramm lernen Sie, durch Intervallfasten zu einem gesunden Essrhythmus zu finden, der zu Ihnen und Ihrem Alltag passt. Sie finden hier auch Anregungen, wie Sie die Stunden ohne Essen entspannt durchhalten können.

Dauer

Um sich dem Intervallfasten anzunähern, nehmen Sie sich zunächst zwei Wochen Zeit, in denen Sie sich mit der Umstellung auf einen neuen Rhythmus beschäftigen (Schritte 1 und 2). Dann können Sie die anderen Übungen nach und nach ohne festen Zeitplan zu Hilfe nehmen, um das Intervallfasten durchzuhalten. Empfohlene Gesamtdauer des Fastencoachings: 4 bis 8 Wochen.

Schritt 1: Das Leben entschleunigen

Entspannung ist ein wichtiges Element in klassischen Fastenkuren. Wer fastet, will zur Ruhe kommen und sich nicht hetzen. Das ist in einem hektischen Alltag nicht ganz leicht. Sie bekommen deshalb als Vorbereitung eine Übung an die Hand, die etwas mehr Ruhe in den Arbeits- und Berufsalltag bringen kann. Wichtig zu wissen: Entspannung und Gelassenheit tun nicht einfach nur gut, sie helfen auch dabei, bewusster und weniger zu essen. Besonders Stress- und Frustesser profitieren davon, an dieser Stelle anzusetzen.

Übung: Atempausen im Alltag

Um im Job ein paarmal am Tag für wenige Minuten abzuschalten, fehlt es uns normalerweise nicht an Zeit. Der Grund dafür, dass wir es trotzdem nicht tun, ist einfach: Wir vergessen es! Und glauben außerdem, dass so kurze Entspannungsphasen letztlich nicht helfen. Psychologen, die sich mit Erholungsforschung beschäftigen, haben in Studien allerdings herausgefunden, dass auch kurze, aber bewusste Pausen ausreichen, um den Pegel an Stresshormonen zu senken.

Probieren Sie also in den nächsten Tagen, täglich etwa dreimal kurz innezuhalten und fünf bis zehn ruhige und tiefe Atemzüge zu nehmen. Das ist noch keine Meditation, eher eine Atempause vom Stress. Damit das gelingt und nicht in Vergessenheit gerät, ist es hilfreich, das Atmen an Alltagsroutinen zu koppeln. Sie können es immer tun, wenn Sie gerade einen Kaffee oder ein Glas Wasser holen. Oder immer, wenn Sie allein über die Flure von einem Meeting zum anderen gehen. Oder Sie suchen sich ein typisches Geräusch wie das Läuten der Pausenglocke einer Schule in der Umgebung – und machen die Atempause immer, wenn Sie dieses Geräusch gehört haben. Wenn Sie das tatsächlich für fünf Tage, also eine Arbeitswoche lang, ausprobieren, werden Sie wahrscheinlich merken, wie schnell man sich an die kurzen Pausen gewöhnt.

Reflexion

Schreiben Sie auf, wie es Ihnen mit dem »Hektikfasten« gegangen ist. Was haben Sie erlebt? Was war wohltuend? Was war nervig?

Zusatzfrage: Welche Art von Entspannung und »Weniger-Tun« könnte Ihnen im Alltag auf Dauer guttun? Fällt Ihnen noch mehr ein?

Schritt 2: Esspausen machen

Sie haben sich vorgenommen, weniger und bewusster zu essen und mehr Phasen in Ihren Alltag einzubauen, in denen Sie nichts essen? Dann geht es jetzt los: In diesem zweiten Schritt stellen wir Ihnen drei unterschiedliche Essen-und-Fasten-Rhythmen vor, die sich unkompliziert und ohne viel Vorbereitung im Alltag umsetzen lassen. Informieren Sie sich in Ruhe über alle drei Varianten, und entscheiden Sie dann, welche für Ihr Leben umsetzbar ist. Wählen Sie unbedingt die Form, die Ihnen leichtfällt und machbar erscheint!

Die folgende Übung ist der zentrale Schritt dieses Coachings. Es ist wichtig, dass Sie sie eine Woche lang ausprobieren. Und dann, nachdem sich der Körper auf den neuen Rhythmus eingestellt hat, noch mal für einige Wochen. Denn so spüren Sie deutlich die positiven Effekte. Die weiteren Einheiten helfen Ihnen dann vor allem, das Kurzzeitfasten gut zu gestalten. Wer schon beim Lesen merkt, dass diese Umstellung eine Nummer zu groß ist, kann versuchen, erst mal die Schritte 3 bis 8 auszuprobieren, und kehrt am Schluss eventuell zu diesem Schritt zurück.

Übung für Vorsichtige

Essenszeiten minimal verschieben: In Studien zum Intervallfasten wird deutlich, dass es bereits positive Auswirkungen auf den Körper hat, wenn man es schafft, in einem

24-Stunden-Zyklus eine Esspause von 12 bis 14 Stunden einzuhalten. Das wird machbar, wenn man die Schlafphase einbezieht: morgens einfach das Frühstück auf 9 bis 10 Uhr verschieben und abends bis 20 Uhr mit dem Abendbrot fertig sein. Versuchen Sie, einen für Ihren Alltag praktischen Zeitplan aufzustellen – und das Muster an mindestens fünf Tagen in der nächsten Woche durchzuhalten. Wichtig: »Esspause« heißt, tatsächlich keine Kalorien zu sich zu nehmen. Während des Fastenintervalls sind Snacks, Alkohol, Kaffee mit Milch oder süße Drinks tabu. Fällt Ihnen das schwer? Dann wählen Sie die Fastenspanne lieber kürzer, sodass Sie durchhalten. Und: Ausnahmen an ein oder zwei Tagen sind in der Woche erlaubt, etwa wenn Sie abends eingeladen sind.

Übung für Entschlossene

Frühstück streichen: Wer nicht viel und nicht gern frühstückt, der kann versuchen, erst mittags mit dem Essen anzufangen. Wer aufs Frühstück verzichtet und abends um 20 oder 21 Uhr zu Abend isst, kommt recht einfach auf 16 Stunden Fastenzeit. Auch wenn diese Variante zunächst fast ungesund klingt – sie fällt sehr vielen Menschen erstaunlich leicht. Ein paar Tage lang kann es ungewohnt sein, dass der Magen vormittags knurrt. Sie brauchen aber keine Sorge zu haben, dass Sie ohne Frühstück nicht leistungsfähig sind. Der Körper schaltet auch in diesen kurzen Phasen auf den Fastenstoffwechsel um – genug Energie ist also da. Wichtig: Wenn Sie sich für diese Form entscheiden, probieren Sie, in dieser zweiten Coachingwoche wirklich jeden Tag so zu essen – denn die

Regelmäßigkeit macht es leichter. Und wenn Sie das Gefühl haben, dass Sie bis zum Mittagessen nicht durchhalten, erlauben Sie sich um 10 oder 11 Uhr ein Stück Obst. Dieser Snack sollte dann am besten auch immer zur selben Zeit stattfinden.

Übung für Gewohnheitsmenschen

Drei Mahlzeiten: Sie gehören zu den Leuten, die es unvorstellbar finden, eine Hauptmahlzeit auszulassen oder zu verschieben? Dann probieren Sie es mit einer noch einfacheren Form der Esspause: Laut Studien zum Kurzzeitfasten hat es bereits einen positiven Effekt, wenn man es schafft, nur die Hauptmahlzeiten zu essen – und zwischendurch wirklich nichts. Probieren Sie also in der nächsten Woche, Frühstück, Mittagessen und Abendessen einzunehmen wie sonst, aber zwischen die großen Mahlzeiten immer eine Kalorienpause von vier bis fünf Stunden zu legen. Selbst bei dieser simplen Variante bekommt man ein erstes Gefühl dafür, dass es auch erleichternd ist und Energie gibt, wenn man zwischendurch mal gar nichts isst.

Für welche der drei Varianten habe ich mich entschieden?

Wie lange will ich sie ausprobieren?

Was erwarte ich, was erhoffe ich mir?

Extratipp: Während des Fastenintervalls können Sie Wasser und ungesüßte Tees trinken, so viel Sie wollen. Auch Kaffee oder Espresso sind erlaubt, aber ohne Milch und Zucker. Und was hilft noch? Ganz einfach: bewusst zu registrieren, wann Ihnen das Nichtessen leichtfällt und wo die Hürden sind.

Schritt 3: Tausche ungesund gegen gesund

In der christlichen Fastenzeit reduzieren heute viele Menschen nicht einfach die Nahrungsmenge, sondern verzichten gezielt auf Genussmittel. Manche streichen Fleisch, andere Zucker oder Alkohol. Das ist nicht leicht, aber lohnend. Üben Sie deshalb hier, bestimmte ungesunde Lieblingslebensmittel wegzulassen. Wie das gelingt? Indem man sie schlicht durch eine gesunde Variante ersetzt.

In den hier vorgestellten Mini-Übungen geht es darum, in den nächsten fünf bis sieben Tagen ein Lebensmittel konsequent durch ein anderes auszutauschen. Der Effekt: Sie essen, ohne sich anzustrengen, weniger Kalorien und viel weniger Fast Food. Wenn Sie mit dem Essintervall aus Schritt 2 weitermachen, sollten Sie sich primär auf diese Umstellung konzentrieren. Entscheiden Sie selbst, ob es im Augenblick zu viel ist, auch noch Lebensmittel auszutauschen, oder ob Sie Lust darauf haben. Das Intervallfasten beizubehalten hat Vorrang. Falls Sie gerade keine Esspausen machen, ist diese Übung auf jeden Fall einen Versuch wert. Suchen Sie sich eine Variante aus:

1. **Wasser statt Limo:** Es ist bekannt, dass süße Getränke ungesund sind, man nimmt unzählige Kalorien zu sich, wird davon aber überhaupt nicht satt. Probieren Sie deshalb, übersüßte Getränke wie Cola, Limonade,

Eistee und Saft einige Tage lang komplett wegzulassen und stattdessen Wasser oder Tee zu trinken. Damit das gelingt, kaufen Sie sich im Vorfeld ein Mineralwasser, das Sie gern mögen, oder Teesorten, die Ihnen schmecken. Versuchen Sie, mindestens 80 Prozent der üblichen Softdrinks so zu ersetzen.

Notfallhilfe: Falls Sie Lust auf süße Getränke haben, mischen Sie sich selbst eine Apfelschorle oder Rhabarberschorle. Die haben zwar auch viele Kalorien, sind aber eine gesündere Alternative zu Cola oder Limo.

2. **Gemüse statt Naschereien:** Versuchen Sie, die von der Deutschen Gesellschaft für Ernährung (DGE) empfohlenen fünf Portionen Gemüse und Obst pro Tag zu essen – und kaufen Sie vorher entsprechend Vorräte ein. Versuchen Sie so, den üblichen Griff nach Knabberkram um 70 Prozent zu reduzieren.

Notfallhilfe: Falls Sie partout nicht auf Schokolade oder Chips verzichten können, essen Sie vorher ein Stück Obst oder Gemüse – das bremst den ersten Heißhunger.

3. **Vollkorn statt Weißbrot:** Wie gesund Vollkornbrot ist, weiß jeder. Und doch bestehen unzählige Backwaren – Brötchen, Toast, Croissants, Baguettes – oft zu 100 Prozent aus Weißmehl. Versuchen Sie also in den nächsten Tagen, mehr Vollkornbrot zu essen als sonst. Ersetzen Sie 70 Prozent der Backwaren durch Vollkornvarianten.

Notfallhilfe: Experimentieren Sie – es gibt weiche Dinkelvollkornbrote oder saftige Biovollkornbrote, die mit dem üblichen Schwarzbrot nicht mehr viel gemeinsam haben!

Reflexion

Beobachten Sie sich im Laufe der Woche: An welchen Stellen fällt es schwer, ungesunde durch gesunde Lebensmittel zu ersetzen? Wo ist es unerwartet leicht?

Gibt es einen Lebensmittelaustausch, den Sie gern dauerhaft in Ihren Alltag einbauen würden? Wie kann er gelingen?

Extratipp: Ein kalorienreicher, aber gesunder Ersatz für Fast Food und Süßes sind Nüsse: Mediziner des Imperial College London haben festgestellt, dass schon der Verzehr von 20 Gramm Nüssen täglich das Risiko für Herz-Kreislauf-Erkrankungen reduziert.

4 Schritt 4: Mahlzeiten schöner anrichten

Ein Essen, das auf einem schönen Teller liegt, an einem liebevoll gedeckten Tisch verzehrt wird, schmeckt anders und ist oft befriedigender als nebenbei gegessenes Fast Food. Wir wissen das – und vergessen es doch. In diesem Schritt geht es deshalb darum, ein wenig Esskultur zu pflegen. Das führt nicht nur dazu, dass es besser schmeckt, sondern auch dazu, dass man weniger und bewusster isst.

Übung für Anfänger

Ganz gleich, ob Sie abends warme oder kalte Küche bevorzugen: Widmen Sie in der kommenden Woche an mindestens drei Tagen Ihrem Abendbrot die volle Aufmerksamkeit. Decken Sie den Tisch schön, mit Tischdecke, Kerzen, Schüsseln. Schneiden Sie Gemüse auf, gönnen Sie sich Servietten und Vorlegebesteck. Ob Sie allein sind, mit Ihrer Familie oder mit dem Partner essen – übertreiben Sie es ruhig ein bisschen mit der Tischästhetik.

Übung für Fortgeschrittene

Auch wenn Sie schon einiges für eine bewusste oder maßvolle Esskultur tun: Jeder hat Momente, in denen das Essen in Ruhe nicht gelingt. Welche Situationen sind es bei Ihnen? Suchen Sie aus der Checkliste problematischer Essituationen den Punkt heraus, der am ehesten auf Sie zutrifft:

Check-liste

☐ Ich frühstücke im Stehen.

☐ Wenn wir mit der Familie essen, ist es oft total hektisch, mehr als fünf Minuten sind wir kaum alle zusammen.

☐ Bei der Arbeit esse ich oft zwischendurch, vor dem Rechner und in Hektik.

☐ Wenn ich auf Reisen bin, kaufe ich Snacks am Bahnhof oder Flughafen.

☐ Ich esse oft zwischendurch Snacks, die in meiner Wohnung herumliegen.

Haben Sie sich einen Punkt ausgesucht, den Sie ändern wollen? Dann notieren Sie hier konkret, welche Situation Sie in Ihrem Alltag stört:

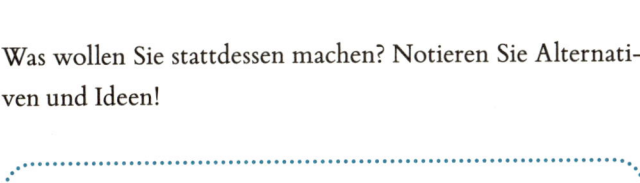

Was wollen Sie stattdessen machen? Notieren Sie Alternativen und Ideen!

Wichtig: Die Veränderung muss nicht groß sein. Setzen Sie sich zum Frühstück für einige Minuten hin, essen Sie bei der Arbeit bewusster, bereiten Sie ein bisschen gesunden Proviant für lange Tage auswärts vor, oder achten Sie darauf, zwischendurch nicht zu essen.

Tipp: Wer im Alltag weniger und besser essen will, für den sind Wasser- und Teetrinken wichtig. Natürlich klingt der Tipp »Trink viel Wasser« erst einmal freudlos. Um dem Ganzen eine etwas sinnlichere Note zu geben, kann es helfen, sich ein schönes Glas, einen Keramikbecher oder eine besondere Karaffe zuzulegen. Der Gebrauchsgegenstand erinnert Sie dann immer wieder daran, dass ein schönes Drumherum zum guten Essen und Trinken dazugehört.

Schritt 5: Was tun in schwachen Momenten?

Will man die positiven Effekte des Fastens im Alltag erleben, sind mehrstündige Esspausen entscheidend: Erst durch die Intervalle stellt sich der Körper auf den gesunden Fastenstoffwechsel um. Damit der erhalten bleibt, ist es wichtig, dass man Pausen konsequent einhält. Allerdings gibt es Lebensmittel, die den Fastenstoffwechsel nicht so stark zu hemmen scheinen wie andere – oder ihn sogar fördern.

Übung: Neuer Speiseplan

Es gibt Lebensmittel, die den Stoff Spermidin enthalten, der auch im menschlichen Körper vorkommt. Er ist in der Lage, gesunde Stoffwechselprozesse anzustoßen, die auch das Fasten fördert, etwa die sogenannte Autophagie (dieser Prozess ist im Text »Frühstück fällt aus« erläutert). Um mehr Wirkung beim Fasten zu erzielen, soll es nach Auffassung einiger Forscher helfen, Lebensmittel zu sich zu nehmen, in denen viel Spermidin enthalten ist. Dazu zählen:

- Pilze
- Cheddarkäse
- Sojabohnen
- Nüsse
- Weizenkeime
- Äpfel und Birnen

Versuchen Sie in den nächsten fünf Tagen, diese Lebensmittel in Ihren Speiseplan einzubauen.

Übung: Ketogenes Abendbrot

Anders als der Genuss von Kohlenhydraten oder Eiweiß unterbricht der Verzehr von Fetten die positiven Prozesse des Fastens nicht. Wer also einige Stunden Esspausenzeit täglich schaffen, aber etwa auf das Abendbrot oder eine bestimmte Zwischenmahlzeit nicht verzichten will, der sollte eine Mahlzeit ketogen gestalten, also viel Fett zu sich nehmen, aber möglichst wenig Kohlenhydrate und Zucker. Gut geeignet ist etwa ein Salat, der mit viel Olivenöl angemacht wird. Oder Avocados, in Öl gebratenes Gemüse oder Tomatensugo mit Öl. Das sind zugegebenermaßen etwas gewöhnungsbedürftige Snacks, für viele funktioniert sie aber als Überbrückung sehr gut.

> **Tipp:** Schwarzer Kaffee ist während des Fastenintervalls nicht nur okay, er ist sogar besonders gut. Denn Kaffee fördert den Fastenstoffwechsel, besonders die Autophagie – und kann so die gesunden Effekte des Fastens sogar noch verstärken.

Reflexion

Sie haben nun unterschiedliche Tipps bekommen, um Esspausen zu gestalten. Wie »schmecken« Ihnen die Kniffe, die Sie in diesem Schritt ausprobiert haben? Grundsätzlich: Empfinden Sie die Esspausen im Alltag im Moment als Verzicht und Quälerei – oder gibt es auch positive Auswirkungen?

Wichtig: Wenn Sie gerade in einem guten Essen-und-Fasten-Rhythmus sind und Ihnen ein Fasteninvervall von 13, 14 oder sogar mehr Stunden gelingt, sind die hier vorgestellten Tipps und Tricks für Sie wahrscheinlich zweitrangig. Konzentrieren Sie sich lieber auch in den nächsten Tagen weiter auf das Intervallfasten. Wenn Sie das tatsächlich schon ein paar Wochen durchhalten, gibt es allerdings einen anderen Spielraum für Sie, den Sie nutzen können: Denken Sie daran, dass Sie sich Ausnahmen gönnen dürfen! Ein- bis zweimal in der Woche darf man einen bestehenden Essen-und-Fasten-Rhythmus unterbrechen. Beispielsweise, wenn man abends zum Essen ausgeht oder mit Freunden in die Bar. Oder wenn man am Wochenende zu einem Brunch eingeladen ist. Wichtig ist nur, immer wieder zum grundlegenden Plan zurückzukehren.

6

Schritt 6: Auch Digital Detox hilft beim Fasten

Wer weniger und bewusster essen will, muss sich vor allem ums Thema Ernährung kümmern? Das stimmt nur zum Teil. Viele Ärzte und Fastenleiter empfehlen, während einer mehrtägigen Fastenkur auch in anderen Lebensbereichen das Übermaß an Reizen zu reduzieren. Weniger telefonieren, chatten oder Social Media nutzen, weniger Verabredungen treffen – all das sind hilfreiche Begleitmaßnahmen.

Übung: Weniger Smartphone

Probieren Sie doch einmal eine mehrtägige Smartphone-Fastenzeit. Gehen Sie dabei ähnlich vor wie beim echten Intervallfasten. Überlegen Sie sich im Vorfeld, an welchen Stunden des Tages das Handy aus bleiben soll beziehungsweise Sie nicht erreichbar sind: Ist es eher morgens? Oder nach Feierabend ab 19 Uhr? Oder machen Sie das Handy mal das ganze Wochenende aus? Suchen Sie sich eine passende Variante aus, und versuchen Sie, sie an drei bis vier Tagen beziehungsweise an einem Wochenendtag durchzuhalten.

Übung: Weniger TV oder Serien

Reduzieren Sie Ihre Bildschirmzeiten! Erwachsene in Deutschland kommen leicht auf drei oder vier Stunden Fernsehen pro Tag. Probieren Sie in der kommenden Woche mindestens zwei Tage ohne klassisches Fernsehen, Streaming oder YouTube aus. Probieren Sie auch aus, wie es ist, auf dem Sofa zu sitzen und gar nichts zu tun. Lassen Sie sich überraschen, welche Einfälle Sie haben, wenn Sie nicht auf einen Bildschirm schauen.

Viele Leute, die sich eine Medienfastenkur auferlegen, beginnen schon am ersten Abend damit, zu basteln, zu werkeln oder aufzuräumen. Falls Sie merken, dass diese kreative Energie bei Ihnen aufkommt, probieren Sie ruhig, noch ein wenig länger auf die gewohnten Medienabende zu verzichten.

Wichtig: Wenn Sie im Moment immer einen Intervallfastenrhythmus durchhalten, geben Sie Ihrem Fastenplan die Priorität. Sie können die Medienfastenübungen auch ganz auslassen, wenn Sie das Gefühl haben, dass Sie gerade gut im regulären Intervallmodus sind.

Reflexion

Weniger Medien, zum Beispiel Smartphone oder TV, heißt auch weniger essen? Schauen Sie im Rückblick noch einmal, ob Sie etwas von diesem Effekt gespürt haben oder eher nicht.

7

Schritt 7: Tipps gegen das Knabbern

Die allermeisten Menschen greifen gern zwischendurch zu Snacks. Das hat auch mit unserer Lebenswirklichkeit zu tun: In unserem Alltag lockt permanent irgendeine Leckerei. Das macht es schwer, das häufige Zwischendurchessen abzustellen. In diesem Schritt geht es daher darum, die Verführungssituationen einmal bewusst abzuschaffen – und sich von alten Naschgewohnheiten zu trennen.

Nehmen Sie mindestens zwei der Vorschläge aus der Liste in Ihren Plan für die nächsten fünf Tage auf – besonders, wenn Sie von sich wissen, dass Sie gern und viel zwischendurch naschen und knabbern:

☐ Lassen Sie Süßigkeiten und Snacks nicht in Griffweite herumliegen, und bewahren Sie alle Vorräte im Keller, auf dem Dachboden oder in einem verschließbaren Schrank auf.

☐ Gönnen Sie sich in dieser Woche einen gesunden Einkauf mit Gemüse, Nüssen und Zutaten für Hauptmahlzeiten. Kochen Sie auch ein paarmal selbst.

☐ Essen Sie sich während der Hauptmahlzeiten satt, greifen Sie zu Vollkornprodukten und anderen guten Kohlenhydraten – all das macht länger satt, ohne mit zu vielen Kalorien zu Buche zu schlagen.

☐ Wenn Sie merken, dass der Süßigkeitenhunger kommt: Suchen Sie selbstständig und kreativ nach passenden Alternativen. Machen Sie sich in »Gier-Momenten« bewusst, welche sinnliche Erfahrung Ihnen jetzt gerade fehlt. Wollen Sie in etwas Knackiges beißen? Etwas im Mund zergehen lassen? Etwas Weiches essen? Sobald Ihnen Ihr Bedürfnis klar ist, wird es einfacher, es ersatzweise durch einen gesunden Snack zu erfüllen: Knabbern Sie Möhren, beißen Sie in eine saftige Orange, löffeln Sie Joghurt.

Reflexion

Welcher Tipp war hilfreich? Was war gut? Was war schwer?

Schritt 8: Wie geht es weiter?

Sie haben nun viele Übungen gemacht, mit denen Sie sich an Esspausen und neue Essrhythmen gewöhnen können. Zum Abschluss können Sie sich hier noch einmal klarmachen, welche Fastenvariante Ihnen möglicherweise auch langfristig zusagt. Und welche Hilfen, die Sie in den anderen Schritten kennengelernt haben, Ihren neuen Essrhythmus flankieren und Hilfestellungen geben können:

Reflexion: Mein Essrhythmus

In Schritt 2 haben wir Ihnen drei grundsätzliche Möglichkeiten vorgestellt, bewusste und lange Esspausen in den Alltag einzubauen. Schauen Sie noch mal auf diese drei Möglichkeiten, und entscheiden Sie:

- Welche der drei Varianten sagt mir zu?
- Welche der drei Varianten habe ich ausprobiert und wie lange?
- Falls Sie den neuen Rhythmus weiterführen wollen – für wie lange? Tragen Sie hier Ihren Zieltermin ein: _____
- Wie könnte es weitergehen? Kann ich mir vorstellen, eine der Varianten noch weiterzuführen?

Wichtig: Falls Sie bei der Reflexion feststellen, dass Sie die Esspausen gern länger probiert hätten, dies aber nicht konsequent angegangen sind: Versuchen Sie es noch einmal – ohne sich Vorwürfe zu machen. Suchen Sie sich eine Variante aus Schritt 2 aus. Und ignorieren Sie die weiteren Coachingeinheiten.

Kleine Hilfsmittel: Viele der im Coaching vorgestellten Schritte können Ihnen das Intervallfasten erleichtern und verschönern – komplett ersetzen können sie den Nahrungsverzicht nicht. Blättern Sie noch einmal durch das Coaching, und entscheiden Sie dann:

- Welche der flankierenden Schritte haben mir am meisten Freude gemacht, am meisten gebracht?
- Was ist gar nicht mein Ding?
- Welchen Tipp will ich weiterhin beherzigen?
- Legen Sie auch hier einen Zeitraum fest. Bis wann wollen Sie diesen Tipp befolgen, diese neue Gewohnheit weiterführen? Bis mindestens: _____

Tipp: Falls Sie das Intervallfasten nicht begeistert hat, Sie aber ein oder zwei andere Empfehlungen aus diesem Coaching weiter umsetzen wollen, ist das bereits ein Gewinn für Ihre Gesundheit – und auch eine Chance, dauerhaft weniger und bewusster zu essen.

BUCH- & APP-EMPFEHLUNGEN ZUM WEITERLESEN

Alternative Medizin

Andreas Michalsen: *Heilen mit der Kraft der Natur. Meine neuesten Ergebnisse aus Forschung und Praxis: Wissen, was wirklich hilft,* Berlin: Insel, 2020.

Hydrotherapie. Ayurveda. Fasten. Der Spezialist für Naturheilverfahren Andreas Michalsen, der das Coaching »Entspannt fasten« für uns entwickelt hat, stellt in seinem Buch die Studienlage zu alternativmedizinischen Behandlungen dar und zeigt, wie wirksam vor allem das Fasten ist. Er beschreibt auch Behandlungspläne für unterschiedliche chronische Erkrankungen, etwa Rheuma und Bluthochdruck.

Intervallfasten

Petra Bracht: *Intervallfasten. Für ein langes Leben – schlank und gesund,* München: Gräfe und Unzer, 2018.

Die Ärztin Petra Bracht erklärt in diesem Ratgeber nicht nur, warum es gesund ist, Esspausen regelmäßig in den Alltag einzubauen. Sie liefert auch eine Art Essprogramm mit Rezepten für 14 Tage, mit denen das Kurzzeitfasten leichter und genussvoller wird. Für alle interessant, die sich auch beim Kochen und bei der Auswahl der Lebensmittel ein bisschen neu orientieren wollen.

Fastenkur

Hellmut Lützner: *Wie neugeboren durch Fasten,* München: Gräfe und Unzer, 2019.

Dieser Ratgeber ist ein Klassiker. Seit über 35 Jahren wird dieses Buch gekauft – man kann mit Lützners einfachen Anleitungen in Eigenregie eine leicht abgewandelte Form des sogenannten Buchinger-Saft-Fastens machen, also eine etwa fünftägige Fastenkur für Gesunde. Ein ausführlicher Plan, was an den einzelnen Tagen gegessen und getrunken werden darf, wo man Aufbau- und Entlastungtage einbauen kann, hilft beim Planen einer kurzen Fastenkur.

Fasten-App

BodyFast

Diese App für iOS und Android macht Vorschläge, wie sich Fastenintervalle über den Tag verteilen lassen, stellt verschiedene Fastenpläne zur Auswahl und hilft beim Nachhalten der eigenen Fortschritte. Für alle, die solche digitalen Kontroll- und Hilfs-Tools mögen, kann sie damit gerade in den ersten Wochen des Intervallfastens hilfreich sein. Die Grundfunktionen der App sind kostenlos. Wer auf sämtliche Inhalte zugreifen will, benötigt aber ein Bezahlabo.

Kapitel 2

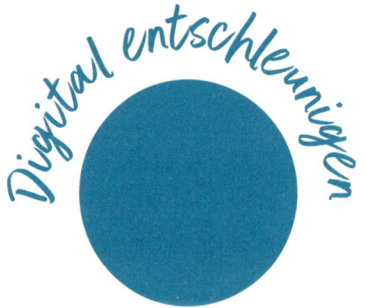

Digital entschleunigen

Kluge neue Welt

Digitale Medien machen süchtig und oberflächlich, warnen Experten. Immer mehr Studien deuten auf das Gegenteil hin: Wir werden intelligen-
ter – und hilfsbereiter.
Von Annette Bruhns

Den ersten Schuss bei der Fußball-WM 2014 in Brasilien gab
ein Unbekannter im Astronautenlook ab: Juliano Pinto, damals 29, seit einem Unfall von der Brust abwärts gelähmt.
Sein Raumanzug war ein künstliches Skelett, der Helm ein
EEG-Messgerät. Es leitete Pintos Hirnsignale an einen mit
dem Roboterskelett verkabelten Rechner. Die Vorführung
am Rande der Corinthians-Arena in São Paulo dauerte nur
Sekunden und ging im WM-Fieber unter. Für die Forschung
war sie freilich eine Art Mondlandung: Dem Querschnitts-
gelähmten gelang es, stehend einen Ball zu kicken – und das
nur kraft seiner Gedanken.

Schon lange mähen Roboter selbstständig den Rasen und
saugen Staub in Wohnungen. Doch das ist simpel gegen das,
was computergesteuerte Maschinen heute können: Ob im
Dienste von Gebrechlichen, als smarte Oberflächen in unseren Wohnungen, als Bit-schnelle Sortierer und Schrauber

in Fabriken oder als selbststeuernde Autos – die Technik hat angefangen zu denken und sich selbst Neues beizubringen. Sie wird intelligent.

Wie aber ist es mit uns: Halten wir Schritt mit der Technik, werden auch wir immer klüger? Oder werden wir dümmer, weil Maschinen uns das Denken abnehmen? Werden wir die Verlierer der digitalen Revolution sein, weil wir stundenlang an der Wii virtuelle Tennisbälle schlagen, während der Computer lernt, wie er beim strategischen Brettspiel Go die Champions demütigt?

Das ist nicht nur eine Frage für Philosophen, sondern auch für Hirnforscher, Wirtschaftswissenschaftler, Psychologen. Zahlreiche Studien wurden mittlerweile dazu durchgeführt. Eine eindeutig belegte Antwort gibt es derzeit nicht, doch immerhin eine Tendenz: Die Menschheit des Digitalzeitalters verblödet nicht. Es gibt, im Gegenteil, sogar Forschungsergebnisse, die darauf hindeuten, dass wir über uns und die Beschränktheit unseres Denkens hinauswachsen können, wenn wir die Möglichkeiten digitaler Technik klug für uns nutzen – und nicht umgekehrt zu Sklaven der Maschinen werden. Der Homo digitalis hat also gute Chancen, smarter als der Homo analogos zu werden. Und nicht nur das: Er ist vielleicht auch der bessere Mensch, weil er das sozialere Wesen ist.

Digitale Versuchung

Doch so einfach ist es nicht, die Kontrolle über die Maschinen zu behalten. Die Welt der Bits und Bytes ist eine große, für manche allzu große Versuchung. Viele Experten warnen sorgenvoll, dass wir nicht klüger würden durch die neue Technik, sondern kollektiv ihrem Sog erliegen könnten. Zu den Bedenkenträgern gehören die Forscher vom Bonner »Menthal Balance«-Projekt. Über Jahre beobachteten sie per App das Verhalten von rund 60 000 freiwillig teilnehmenden Smartphonebesitzern. Das Ergebnis sind erschreckende Zahlen: 88-mal am Tag schalteten die Teilnehmer im Schnitt ihr Gerät an; 35-mal nur zum Check von Uhrzeit oder Nachrichtenstand. 53-mal aber entsperrten sie ihr Handy, surften, chatteten, nutzten Apps. Alle 18 Minuten ihrer wachen Zeit, rechneten die Bonner aus, unterbrachen die Getesteten eine Tätigkeit, um online zu sein. Ganze zweieinhalb Stunden am Tag verbrachte jeder von ihnen am Handy – davon nur sieben Minuten für Telefonate.

Für den Bonner Informatiker Alexander Markowetz waren diese Daten Anlass, Alarm zu schlagen. Uns allen drohe »digitaler Burn-out«, schreibt er in seinem gleichnamigen Buch. Die Folgen malt der Juniorprofessor düster aus: »Unsere Schaffenskraft ist ermattet, unser Geist erschöpft – ein Zustand, in dem sowohl Produktivität als auch Glück weitestgehend ausgeschlossen sind.« Der Zustand, den Markowetz prophezeit, ähnelt den Symptomen des echten Burn-out-Syndroms. Viele Berufstätige fürchten das mysteriöse Erschöpfungsleiden, das sich unaufhaltsam auszubreiten scheint. Doch Markowetz hat seinen »digitalen Burn-out« weder definiert noch empirisch gemessen. Seine Vorhersage, der Gesellschaft am Handy stehe die »kollektive Funktionsstörung« bevor, gehört zu einer Panikmache, für die es wohl nur eine handfeste Evidenz gibt: Auf dem Buchmarkt hat sie Konjunktur. Der deutsche Psychiater Manfred Spitzer landet Bestseller in Serie mit Titeln wie »Digitale Demenz« oder »Cyberkrank!«.

Gewiss lassen sich viele Menschen von ihrem Handy vereinnahmen. Leider. Denn exzessive Handynutzung kann bei Schülern und Schülerinnen zu Lernrückständen von bis zu einem Jahr führen, ergab eine Metastudie. Solche Defizite hat die Forschung auch bei Studenten empirisch nachgewiesen: In einer US-Studie schnitten 19 Prozent aller Studierenden, die während ihrer Vorlesungen SMS schrieben, hinterher schlechter ab als diejenigen Kommilitonen, die sich auf die Vorträge konzentriert hatten.

Andererseits: Ist Zerstreuung erst eine Massenplage, seit es Smartphones gibt? Oder seit der Pandemie, weil nun praktisch jede und jeder eins hat? Nein, wir haben uns früher nur anders abgelenkt: Statt Vokabeln zu pauken, schmökerten wir Comics, telefonierten stundenlang – oder schauten einfach vorbeiziehenden Wolken nach. Im Ergebnis hat Bummelei uns aber damals wie heute weder komplett noch kollektiv aus der Bahn geworfen.

Wolken und Cartoons machen nicht süchtig, halten die Warner dagegen, Handys dagegen schon. Wohl wahr. Allerdings befällt diese seltsame Sucht längst nicht jeden. Je nach Studie gelten ein bis vier Prozent aller Internetnutzer als süchtig; etwa genauso viele Videospieler werden als besessen eingestuft. Die unterschiedlich hohen Angaben rühren an einem grundlegenden Problem: Die Forschung konnte sich bisher nicht auf eine Definition des Phänomens »Internetsucht« einigen.

Ein weiteres Dilemma ist das von Henne und Ei: Sind es überhaupt die Digitalmedien, die bei manchen Menschen

Sucht auslösen, oder sind es umgekehrt nur bestimmte Menschen, für die die Onlinewelt zur Droge wird? Psychisch labile vielleicht, die auch mit der realen Welt überfordert sind? Dafür sprechen die Erfahrungen von Bert te Wildt, Oberarzt am Universitätsklinikum Bochum. »Soziale-Netze-Abhängige sind häufig Menschen, die unter Selbstwertproblemen leiden«, sagt der Internetsuchtexperte, »sogar unter Angststörungen und Depression.« Internetforen bieten Verzagten die Möglichkeit, gefahrlos in Kontakt zu anderen Menschen zu treten – eine Flucht vor der Wirklichkeit, die ihre psychischen Probleme noch vertiefen kann.

Was bedeutet aber nun die Digitalisierung für die große Mehrheit aller Internetnutzer? Also für die mindestens 96 Prozent, die nicht krankhaft süchtig sind nach dem nächsten Kaufklick, Killergame oder YouPorn-Film?

Die globale Schreibrevolution

Clive Thompson, Kolumnist des Tech-Magazins »Wired« und Autor der »New York Times«, hat ausgiebig zu den Folgen der Digitalisierung recherchiert. Ergebnis ist sein Buch »Smarter than you think« (»Klüger als gedacht«): Wie Technologie unser Hirn zum Besseren verändert. These: Die digitale Technik entwickelt unsere kognitiven Fähigkeiten zur Höchstform: dadurch, dass wir mehr schreiben denn je, uns mehr austauschen denn je und wir beim Problemlösen technisch besser unterstützt werden denn je. Dem US-Journalisten ist klar, dass Optimisten wie er im Verdacht stehen, naiv zu sein. Wer Pessimismus und Skepsis verbreite, den halte das

Publikum schon allein deshalb für klug, weiß Thompson – diesen trüben Automatismus belegen sogar Studien.

Auch Warnungen vor neuen Medien sind alles andere als neu. Berühmt sind Sokrates' Einwände gegen die bei den Griechen aufkommende Mode des Schreibens: Schreibende Menschen würden weniger im Gedächtnis behalten – und müssten nicht mehr Rede und Antwort stehen, sobald sie ihre Argumente schriftlich fixiert hätten. »Stellt man eine Frage, bewahren sie ihre gravitätische Stille«, soll sich der Philosoph mokiert haben.

Rund 2000 Jahre später sah das ein anderer berühmter Philosoph schon ganz anders. »Lesen macht einen vollen Mann, Unterhaltung einen fertigen Mann und Schreiben einen exakten Mann«, stellte der englische Wissenschaftstheoretiker Francis Bacon im 17. Jahrhundert fest. Dass Schreiben zu Präzision zwingt, erleben Twitterer und Blogger täglich: Es reicht nicht, Wörter aneinanderzureihen, man muss wissen, was man damit sagen will – schließlich hat man jede Menge kritischer Leser. Und genau dieses Publikum ist es, wie Studien zeigen, das unser Denken zur Hochform auflaufen lässt.

»Wir sind mitten in einer Revolution der Schriftkundigkeit, wie die Menschheit sie seit der griechischen Zivilisation nicht erlebt hat«, sagt Andrea Lunsford, Programmdirektorin für Schreiben und Rhetorik an der kalifornischen Stanford University, eine Professorin mit coiffiertem Dutt und einer Schwäche für Perlen. Lunsford hat die Essays heutiger Studienanfänger in den USA mit denen früherer Generationen verglichen. Ergebnis: Entgegen allen Unkenrufen ob der angeblich schlechter gewordenen Rechtschreibung ist die Fehlerrate nahezu konstant geblieben, obwohl die Aufsätze heute sechsmal so lang sind wie vor rund 100 Jahren – und dabei inhaltlich deutlich komplexer. Auch gegenüber den Erstsemestern vor 30 Jahren haben die heutigen Anfänger noch zugelegt: Damals bildeten persönliche Erlebnisse den Kern der Aufsätze, heute werden dagegen Thesen aufgestellt und argumentativ verteidigt.

Die Ära der Digitalkommunikation ist von überbordender Schreiblust geprägt. Noch in den Neunzigerjahren griffen Menschen privat höchst selten zur Feder. Sogar im goldenen Zeitalter des Briefs, im England des ausgehenden 19. Jahrhunderts, erhielt ein Bürger im Schnitt nur alle zwei Wochen ein Schreiben – inklusive aller Rechnungen und Mahnungen. Heute füllen allein die in den USA täglich produzierten Texte schätzungsweise 36 Millionen Bücher: fast so viel wie der Bestand der größten Bibliothek der Welt, der Washingtoner Library of Congress.

Zur Schreibfähigkeit gesellt sich als neue Kompetenz das Filmen. Jeder Schüler kann sich dank digitaler Hilfswerkzeuge heute als Selfmade-Hitchcock ausprobieren. Die Generation YouTube begnügt sich dabei nicht mit bewegten Selfies und auch nicht nur mit Tanzvideos, Schminktipps und DIY-Anleitungen auf TikTok oder Instagram. Sie erklärt sich und anderen auch die Welt. Oder sie lässt sie sich erklären. Der YouTuber Rezo faszinierte beispielsweise Millionen Deutsche mit seinem Video »Die Zerstörung der CDU«. Unter lehrerschmidt erklärt der Lehrer Kai Schmidt seinen 1,5 Millionen YouTube-Abonnenten die Grundlagen von Potenzen,

Stochastik und Termen – falls sie diese im Schulunterricht nicht verstanden haben.

Das erweiterte Gedächtnis

Hannah Monyer erforscht seit mehr als 20 Jahren das menschliche Gehirn; für ihre Verdienste erhielt die ärztliche Direktorin an der Universität Heidelberg unter anderem den Leibniz-Preis. Mit ihrem Buch »Das geniale Gedächtnis. Wie das Gehirn aus der Vergangenheit unsere Zukunft macht« versucht Monyer gemeinsam mit einem Philosophen ihre Erkenntnisse erstmals dem breiten Publikum zu vermitteln: nämlich dass, vereinfacht gesagt, unser Gedächtnis nicht nur Daten abspeichert, sondern zudem unser Leben sinnvoll plant.

Dabei stellt sich die Hirnforscherin auch den Fragen unserer Zeit: Was wird aus unserem Erinnerungsvermögen, wenn wir Gedichte googeln, statt sie auswendig zu können? Wenn wir Straßennamen ins Navigationsgerät eingeben, uns zum Ziel lotsen lassen und den Weg anschließend gleich wieder vergessen?

Für Monyer und ihren Co-Autor ist die Sache klar: Unsere grauen Zellen profitieren von der Auslagerung der Speicheranforderungen. »Das Gedächtnis wird entlastet und bekommt einen Freiraum, den es nie zuvor innehatte«, schreiben sie. Die neue Freiheit wisse es prima zu nutzen: zu »kreativen Deutungen verwickelter Ausgangslagen« – und damit zur Problemlösung.

Tatsächlich haben Menschen schon immer Informationen extern gespeichert – und zwar besonders gern in fremden

Hirnen. Ehepaare etwa verteilen Alltagswissen untereinander – ein unbewusster, höchst effizienter Prozess, den der Harvard-Psychologe Daniel Wegner »transactive memory« nannte. Vor ein paar Jahren entdeckte die Forscherin Betsy Sparrow, dass mit dem Netz lebende Menschen heute ihre Gedächtnisleistung in ähnlicher Weise mit dem Computer abstimmen. »Genau wie uns unser transaktives Gedächtnis lehrt, wer was in unseren Familien und Büros weiß, lernen wir, was der Computer »weiß« und wann wir uns merken müssen, wo er welches Wissen abspeichert«, erklärt Sparrow den Mechanismus. Wir werden also nicht dümmer, wenn wir googeln, Wikipedia konsultieren oder Links anklicken – sondern gehen bloß effizienter beim Denken vor.

Virtuelle Empathie

Die Kulturanthropologin Mizuko Ito, die an der University of California zum Digitalen Lernen forscht, machte vor Jahren eine erstaunliche Entdeckung: Japanischen Paaren, die getrennt lebten, gelang es, sich durch den permanenten Austausch von SMS einander ähnlich nahe zu fühlen, als wären sie im selben Raum. Dabei schrieben sie sich bloß triviale Statusmeldungen wie »habe Schuhe gekauft« oder »gehe duschen«, Dialoge also, die einer der Beteiligten als »ich murmele, und sie murmelt zurück« beschrieb.

Itos Entdeckung hat die Wissenschaft inzwischen »Umgebungsbewusstsein« getauft – ein neues empathisches Bewusstsein, das es ohne moderne Technologien nicht geben würde. Die Erforschung dieses Phänomens hat erst begonnen.

Fest steht: Es ist längst nicht so trivial, wie die Texte klingen, die für dieses Bewusstsein sorgen. Statusmeldungen, schreibt Tech-Autor Thompson, »legen bloß offen, wie oberflächlich Menschen schon immer waren: weil sie Gespräche plötzlich sichtbar machen«. Nicht Facebook mache uns oberflächlich, sondern umgekehrt: Wir sind es, die mit unserem Spaß an Klatsch und Klüngel die sozialen Medien vollschwafeln.

Wie einflussreich Umgebungsbewusstsein im Arbeitsleben ist, hat der auf Büroräume spezialisierte New Yorker Architekt Michael O'Neill an mehr als 20 000 Angestellten erforscht. Jüngere Mitarbeiter hielten danach kurze informelle Treffen für effizienter als stundenlanges Konferieren. O'Neill zufolge liegt das an ihrem digital geschärften Umgebungsbewusstsein: Junge Kollegen halten online untereinander Kontakt und brauchen daher nicht die große Runde, um sich auszutauschen. Arbeitsgespräche führen sie natürlich auch, aber lieber intensiv, mit ausgewählten Kollegen – und das gern außerhalb des Büros, etwa bei Starbucks.

Die Corona-Pandemie zwang Millionen von Menschen ins Homeoffice, und plötzlich ersetzten Videocalls die Meetings am Konferenztisch. Die Folgen werden immer noch wissenschaftlich untersucht. Eine Studie aus Stanford zeigt, dass Videocalls zwar produktiv sind, aber anstrengender. Das liegt aber nicht an der digitalen Technik, sondern am Selfie-Fenster. Sich selbst dauernd zu beobachten, erzeugt Stress. Moderne, agile Teams aber profitieren sogar von Homeoffice und digitalen Meetings, wie eine Untersuchung ergeben hat. Und auch Familienbande können von Umgebungsbewusstsein profitieren. Über soziale Medien, zum Beispiel Signal- oder WhatsApp-Familiengruppen, oder über kostenlose Zoom-Meetings kann enger Kontakt gehalten werden – was insbesondere den weniger mobilen älteren Familienmitgliedern nützt, deren Kinder weit entfernt wohnen.

Schon bei der Einführung des Telefons barmten die Zeitgenossen, dass Vereinsamung und Verrohung drohten, wenn die Menschheit nicht mehr von Angesicht zu Angesicht kommuniziere. Die Sorge wiederholt sich heute. Dabei gilt für heutige soziale Medien als gesicherte Erkenntnis: Diejenigen, die virtuell gut vernetzt sind, sind es auch offline. Eindrucksvoll belegen das Zahlen des Pew Research Center: 80 Prozent aller Internetnutzer in den USA leisteten ehrenamtliche Tätigkeiten oder trafen sich zumindest regelmäßig in Gruppen, sei es zum Chorsingen oder Basketballspielen. Bei den Nichtinternetnutzern waren es nur 56 Prozent. Und dieses Muster zeigt sich schon bei Kindern: Jugendliche, die sich in Hobbyforen online austauschten, erwiesen sich im echten Leben sozialer als Gleichaltrige ohne Netzaktivitäten. Die onlineaffinen Kids setzten sich mit freiwilliger Arbeit mehr für ihre Mitmenschen ein als gleichaltrige Onlinemuffel.

Denken für Fortgeschrittene

Zurück zur Ausgangsfrage: Werden wir klüger oder dümmer dank, trotz oder mit den intelligenten Maschinen? Mit der Veröffentlichung von ChatGPT im November 2022 ist die Frage noch drängender geworden. Denn die sprachgesteuerte Künstliche Intelligenz kann auf Anweisung blitzschnell Texte in zahlreichen Sprachen verfassen und Schreibstile imitieren, sie kann Webseiten auf Basis von Bildern konzipieren und Programmierfehler entdecken. Hunderte von Millionen Menschen nutzen inzwischen dieses oder eines der anderen Tools, die auf Künstlicher Intelligenz basieren. Müssen die Lehrpläne der Schulen umgeschrieben werden? Werden Jobs verschwinden, weil die Maschinen besser und schneller sind? Auch wenn es von wissenschaftlicher Seite nur Antworten zu Teilbereichen gibt: Für Alarmismus besteht kein Anlass. Der Psychologe Christopher Ferguson von der Stetson University in Florida hat stapelweise medienpsychologische Studien kritisch ausgewertet. Sein Fazit: »Dafür, dass uns die neuen Technologien schaden, gibt es so gut wie keine Belege.«

Belege gibt es laut Ferguson im Gegenteil dafür, dass sogar die aggressiven Shooterspiele für mentale Entwicklung sorgen können. Sie trainieren offenbar die »visuell-räumliche Kognition«, anders gesagt: die Hand-Auge-Koordination. Mit dieser Fertigkeit kann man nicht nur beim Militär Karriere machen, sondern auch als Chirurg. Verblüffenderweise könnten aus jugendlichen Shootern besonders geschickte Herztransplanteure werden. Andere Studien deuten darauf hin, dass Gamer sogar ihre sozialen Kompetenzen erweitern – schließlich spielen sie in der Regel nicht allein, sondern in gut organisierten Gemeinschaften, die dank einer Art »Schwarmintelligenz« beachtliche Leistungen hervorbringen – etwa bei der gemeinsamen Lösung von in Spielen versteckten Rätseln.

Einig ist sich die Wissenschaft darin, dass der Nutzen von Pokémon, World of Warcraft und Co. besser und, vor allem, vorbehaltlos erforscht werden muss. Bisher, ärgert sich Ferguson, habe der Fokus der Forschung auf den vermuteten

Folgeschäden gelegen – nicht zuletzt, weil das treffsicher für Schlagzeilen gesorgt habe. Auch der New Yorker Tech-Enthusiast Clive Thompson kann nicht lückenlos beweisen, dass wir wirklich klüger werden durch die Digitalisierung. Aber er hat erstaunliche Hinweise für diese Annahme zusammengetragen, indem er den Einfluss der Digitalisierung auf das beliebteste Intelligenzspiel der Welt untersucht hat: auf Schach.

1958 brachte das US-Nachwuchstalent Bobby Fischer die Welt zum Staunen, als er mit nur 15 Jahren den Titel eines Grand Masters errang. Fischers Rekord wurde erstmals gebrochen, als die Menschheit gerade ins Computerzeitalter eingetreten war: 1991, von der Ungarin Judit Polgar, die Fischer um einen Monat an Jugend unterbot. In den darauffolgenden Jahrzehnten wurden die Grand Master dann immer jünger – seit 2002 liegt der Jüngstenrekord bei zwölf Jahren. Genauer gesagt: Der indischstämmige, in den USA lebende Abhimanyu Mishra wurde 2021 mit 12 Jahren, 4 Monaten und 25 Tagen der jüngste Schachgroßmeister – er ist damit einer von fünf Zwölfjährigen, die diesen Titel errangen. Der Norweger Magnus Carlsen wurde 2013 mit 23 Jahren der jüngste Schachweltmeister aller Zeiten.

Für Thompson, der sich gründlich in die Materie vertieft hat, liegt der Grund für diese erstaunliche Entwicklung auf der Hand: Die neuen Cracks werden früher fit, weil sie »fortgeschrittenes Schach« gespielt haben. Sie spielen dabei nicht gegen Maschinen – wie der Weltmeister Garri Kasparow 1997, als er gegen den IBM-Rechner »Deep Blue« verlor. Sondern sie spielen Seite an Seite mit den Computern, quasi in symbiotischer Teamarbeit.

Kasparow selbst hatte diese Spielart vorgemacht und sie »advanced chess« getauft. Ein Jahr nach seiner Niederlage gegen Deep Blue hatte er mit einem Computer zusammen einen Schachgegner herausgefordert, der dann ebenfalls von Maschinenhilfe unterstützt gegen den Weltmeister anfocht. Einen Monat zuvor noch hatte Kasparow diesen Kontrahenten besiegt. Diesmal aber zeigte sich, dass der Gegner offenbar gewiefter mit dem Rechner umgehen konnte – das Spiel ging unentschieden aus. »Genau wie ein guter Formel-1-Fahrer sein eigenes Auto kennen muss, so hatten wir zu lernen, wie das Computerprogramm spielt«, beschrieb Kasparow die kognitive Herausforderung.

Offenbar entsteht beim Zusammenspiel eine neue Art von Intelligenz. »Menschliche strategische Führung kombiniert mit dem taktischen Scharfsinn eines Computers«, schwärmte Kasparow, »war überwältigend.« Auch der Schachweltmeister Magnus Carlsen trainiert mit einem Computer, er nutzt ihn zum Beispiel für strategische Analysen: »Der Computer ist ein Werkzeug, das mir hilft, mich beim Schach zu verbessern.« Die Mensch-Maschine-Kooperation tut ganz offenkundig auch den beteiligten menschlichen Gehirnen gut.

Tipps für Eltern

Wie Kinder den Umgang mit digitalen Medien lernen

Von Annette Bruhns

- Der Umgang mit den neuen Medien wird heute schon im Kinderzimmer eingeübt. Sie können Ihrem Nachwuchs dabei helfen, ein Bewusstsein für die Möglichkeiten und Fallstricke zu entwickeln – und Smartphone, iPad und Onlinespiele altersangemessen zu nutzen.
- Als Eltern sind Sie erziehungsberechtigt. Nutzen Sie diese Berechtigung auch für digitale Medien: Sie entscheiden, welche Geräte und Digitalangebote Ihre Kinder in welchem Alter und in welchem Umfang nutzen dürfen. Die Bildschirmzeit und die Nutzung von Apps können Sie auch in den Einstellungen von Smartphones begrenzen.
- Seien Sie Vorbild! Unterhalten Sie sich beim Essen mit Ihrer Familie, anstatt Ihre E-Mails zu checken, durch Instagram zu stromern oder mit Menschen zu kommunizieren, die gar nicht am Tisch sitzen.
- Mit der Erziehungsberechtigung kommt die Verantwortung: Informieren Sie sich gründlich über die digitale Welt, in der sich Ihre Kinder bewegen. Dazu gibt es ent-

sprechende Ratgeber; mindestens ebenso sinnvoll ist es aber, immer wieder direkt mit Ihren Kindern darüber zu sprechen, welche sozialen Netzwerke, Apps und Spiele in deren Umfeld gerade populär sind.

- Finden Sie klare Regeln für die Nutzung (etwa »Konsole nur am Wochenende«, »keine Smartphone-Spiele während der Hausaufgaben«), die für Ihre Kinder verständlich und nachvollziehbar sind. Und dann bleiben Sie dabei.

- Setzen Sie die digitalen Medien in Ihrem Sinne ein: Das Smartphone kann auch ein Organisationstool sein, das den Alltag Ihrer Kinder begleitet, sie etwa an Termine oder Aufgaben erinnert. Zudem finden sich in Apps oder im Netz Angebote, um schulisches Lernen zu erleichtern.

- Machen Sie sich mit den Sicherheitseinstellungen von Geräten und Anbietern vertraut: Eine konsequente Regulierung des Zugangs sorgt dafür, dass Ihr Kind auf bestimmte Inhalte (beispielsweise Pornografie) oder Kostenquellen (wie In-App-Käufe) gar nicht erst trifft. Sie können auch die Bildschirmzeit Ihres Kindes begrenzen.

- Vertrauen oder Kontrolle: Wie sehr Sie die digitale Nutzung Ihrer Kinder überwachen (etwa indem Sie Zugang zu Passwörtern fordern), sollte zu Ihrem Erziehungsstil passen. Erklären Sie Ihren Kindern, wie und warum Sie bestimmte Arten der Kontrolle ausüben.

- Klären Sie Ihre Kinder altersgerecht über Gefahren im Netz auf (beispielsweise Phishing, Cybermobbing), auch über Risiken ihres eigenen Verhaltens (wie Sexting bei Teenagern).

- Klären Sie Ihr eigenes Verhältnis zu ethischen Fragen wie Privatsphäre (etwa Kinderfotos auf Ihrer Facebook-Seite) und Sicherheit im Netz (beispielsweise beim Surfen). Wenn Sie selbst eine klare Position haben, können Sie diese überzeugender Ihren Kindern vermitteln.
- Bauen Sie rein analoge Zeit in Ihren Alltag ein. Gerade abends erschwert das blaue Licht von Bildschirmen das Einschlafen – und Ihr Kind braucht Schlaf! Laden Sie beispielsweise die Geräte aller Familienmitglieder nachts in der Küche oder im Wohnzimmer auf.
- Lernen Sie von Ihren Kindern. Denn die kennen sich als »digitale Eingeborene« im Zweifel wesentlich besser aus als Sie. Lassen Sie sich zeigen und erklären, womit Ihre Kinder auf ihren Smartphones oder Tablets daddeln; spielen Sie Videogames mit, um die Faszination nachvollziehen zu können, erkundigen Sie sich, wem Ihre Kinder in den sozialen Medien folgen. Sie werden dabei viel über Ihre Kinder erfahren, vermutlich auch eigene Ängste oder Vorurteile verlieren.

Sind Sie smart?

Haben Sie Ihr Handy im Griff – oder Ihr Handy Sie? Mit den folgenden Checklisten finden Sie heraus, wie souverän Sie im Umgang mit der virtuellen Welt sind.

Die Zahlen sind beeindruckend: Rund 95 Prozent der Deutschen zwischen 14 und 40 besitzen ein Smartphone. Durchschnittlich 151 Minuten am Tag wird das Gerät benutzt, zum Surfen im Internet, Musikhören, Nachrichten lesen und verschicken, zum Daddeln, für Terminerinnerungen und um den Weg durch eine fremde Stadt zu finden. Ein Leben ohne Smartphone ist für die meisten Menschen heute kaum noch vorstellbar, warum auch, es erleichtert ja vieles. Aber die kontinuierliche Erreichbarkeit, die vielen »Plings« der Nachrichten bedeuten auch Stress. Denn wir Menschen sind soziale Wesen, und es fällt uns schwer, es zu ignorieren, wenn andere mit uns kommunizieren möchten.

Mit diesem Check können Sie herausfinden, welche Rolle das Smartphone in Ihrem Leben spielt und ob Sie auch mal abschalten können. Entwickelt wurde der Check gemeinsam mit der Karriereberaterin Svenja Hofert.

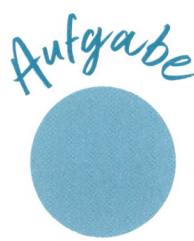

Aufgabe

Beantworten Sie die Aussagen auf den folgenden Listen mit »Ja« oder »Nein«. Wenn Sie sich nicht sicher sind, wählen Sie die Antwort, die eher passt. Zählen Sie alle »Ja«-Antworten zusammen, und notieren Sie die Zahl im Extrakästchen. Die Auflösungen finden Sie im Anschluss an den Selbsttest.

1

Ja Nein

Bei der Arbeit werde ich oft durch ein Signal oder Pop-up-Fenster informiert, wenn Mails eintreffen. So kann ich wichtige Nachrichten gleich sehen.

Ja Nein

Auch wenn ich mit Freunden im Restaurant oder Café sitze, schaue ich oft auf mein Smartphone – und antworte sofort auf Nachrichten.

Familienmitglieder, Freunde oder Kollegen haben mich gelegentlich darum gebeten, dass ich doch mal das Smartphone weglegen soll.

Wenn ich irgendwo bin, wo ich keinen Handy-empfang habe, werde ich nervös: Vielleicht versucht gerade jemand, mich zu erreichen?

Es ist mir schon passiert, dass ich Schlüssel oder Unterlagen vergessen habe, weil ich beim Aufbrechen noch Handynachrichten gecheckt habe.

Auch im Urlaub und am Wochenende bin ich oft im Netz, ich mag das einfach.

Ergebnis: _____ x Ja

2

Ich poste und teile manchmal Inhalte, die ich nicht komplett durchgelesen habe.

Ja   Nein

Es ist mir schon passiert, dass ich beim Onlineeinkaufen Produkte angeklickt oder für Dinge »unterschrieben« habe, die ich nicht haben wollte.

Ich kann Werbeanzeigen manchmal nicht von »echten« Suchmaschinen-Ergebnissen unterscheiden.

Wenn ich krank bin, gucke ich erst mal in Internetforen nach, was es sein könnte.

Ich schließe mich mit meinen Likes in sozialen Medien oft den Meinungen von Freunden, Bekannten oder Prominenten an.

Wenn ich Informationen suche, dann gebe ich einfach den Begriff bei Google ein und lese nach, was unter den ersten beiden Treffern steht.

Ergebnis: _____ x Ja

3

Wenn ich nicht mehrmals täglich von anderen über das Smartphone Resonanz bekomme – durch Nachrichten, Fotos, Videos –, fühle ich mich innerlich leer.

Ja   Nein

Ich würde mich gern mehr abgrenzen, spüre aber besonders bei der Arbeit oft den Sog, immer wieder in die Mails zu gucken.

Wenn jemand, der mir nahesteht, nicht schnell auf eine Nachricht antwortet, macht mich das nervös. Manchmal bin ich auch beleidigt.

Ich spiele häufig Onlinespiele – manchmal erscheint mir das selbst zu viel.

Wenn ich gar keine Nachrichten bekomme, surfe ich unbestimmt durch soziale Netzwerke oder durch andere Portale.

Ich beschäftige mich häufig mit Selfies.

Ergebnis: _____ x Ja

4

Ich poste manchmal Bilder meiner Kinder und meiner Familie. Nicht immer ist mir klar, wer das alles sehen kann.

Ja Nein

Im Grunde weiß ich, dass viele Daten im Netz kontrolliert und gespeichert werden. Ich kümmere mich aber nur selten darum.

Ich weiß nicht genau, wie meine Profile für Außenstehende aussehen, was sie also von mir sehen können und was nicht.

Ich kann nicht sagen, ob meine Passwörter in der Cloud gespeichert sind oder an einem sicheren Ort.

Ich weiß nicht genau, was Cookies sind und wie ich sie ausschalte.

Wenn ich einen neuen Rechner habe, fange ich gleich an, damit zu arbeiten. Um Sicherheitsüberlegungen kümmere ich mich kaum.

Ergebnis: _____ x Ja

5

Wenn ich jemandem etwas mitteilen will, mache ich mir vorher nicht groß Gedanken, ob es besser wäre, eine Mail zu schreiben oder anzurufen.

Ja   Nein

Mit Kollegen oder Partnern habe ich mich gelegentlich per E-Mail, SMS oder WhatsApp gestritten.

Mir haben schon Leute gesagt, dass meine Textnachrichten fahrig, unfreundlich oder süffisant klingen.

Ich verwende bei digitaler Post, egal ob Mail, SMS oder WhatsApp, keine Anrede, auch wenn andere es tun.

Ich kenne Businessnetzwerke, in denen man berufliche Anliegen vorantreiben kann. Ich bin mir aber nicht sicher, wie man sich dort bewegt.

Egal ob beim Geburtstagsgeschenk für Freunde oder im Job: Ich finde »Sammelmails« für solche Anliegen einfach praktisch.

Ergebnis: _____ x **Ja**

6

Wenn ich einen Artikel oder Post im Netz wirklich schlecht finde, schreibe ich auch gern mal ganz offene, kritische Kommentare.

Ja Nein

Manchmal rührt mich eine politische Kampagne im Netz so sehr, dass ich einfach unterschreibe. Was damit passiert, ist mir aber nicht klar.

In »Shitstorms« habe ich mich schon eingemischt, obwohl ich weiß, dass da oft am Thema vorbeidiskutiert wird.

Viele Kontakte zu haben ist vorteilhaft – deshalb frage ich gelegentlich Leute an, die ich nicht kenne. Viele bestätigen die Anfragen.

Jemanden mit Textnachrichten bombardieren? Doch, im Streit ist mir das schon passiert.

Wenn sich Kommentare hochschaukeln, habe ich auch schon Leute persönlich angegriffen, ohne ganz genau ergründet zu haben, worum es geht.

Ergebnis: _____ x Ja

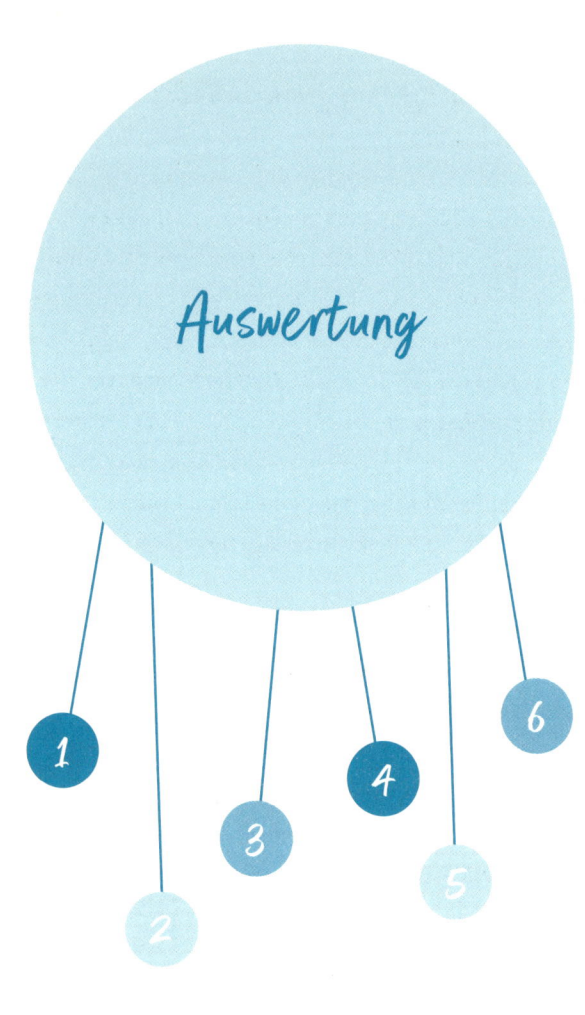

Präsenz: Wie abgelenkt bin ich?

Die Ergebnisse zeigen, wie gut Sie zwischen online und offline trennen können.

0- bis 2-mal »Ja«: Sie sind präsent. Sie sind flexibel im Umgang mit der digitalen und der analogen Welt, können sich auf Offlinesituationen mit Freunden, Familienmitgliedern oder bei der Arbeit gut einlassen. Schön! Falls Sie die niedrigen Punktwerte in dieser Checkliste allerdings vor allem erzielt haben, weil Sie digitale Medien bewusst und umfassend meiden, überlegen Sie, ob Ihre Abkehr zu starr sein könnte. Falls Ihr Umfeld Sie schon auffordert, häufiger online zu sein, könnte es Zeit sein, neue Kommunikationskanäle zu entdecken.

3- bis 6-mal »Ja«: Sie lassen sich ablenken. Die Trennung zwischen digitaler und analoger Welt fällt Ihnen schwer. Das muss nicht schlimm sein – schließlich leben wir in vernetzten Zeiten. Falls das ständige Multitasking Sie aber verwirrt – Sie beispielsweise vergesslicher werden – oder Menschen aus Ihrem Umfeld sich beschweren, dass Sie nur am Smartphone hängen, sollten Sie eine Trennung der Welten üben oder ernster nehmen. Warum? Es gibt Momente mit Partnern, Kindern oder im Job, die funktionieren nur ohne Unterbrechungen.

> **Tipp:** Nehmen Sie digitale Auszeiten. Blocken Sie bei der Arbeit eine »stille Stunde«, in der Rechner, Tablet oder Smartphone ausgeschaltet sind. Um Familienzeiten ohne Handys hinzubekommen, vereinbaren Sie mit allen Beteiligten täglich eine kurze »Insel der Gemeinsamkeit«, um zusammen zu spielen, zu reden oder zu essen. Wem das Ausschalten der Endgeräte schwerfällt, der kann sich selbst über die Einstellung der Bildschirmzeit Grenzen setzen.

Realitätssinn: Wie realistisch kann ich Infos bewerten?

Hier können Sie sehen, wie sicher Sie unterscheiden können, ob Informationen und Angebote im Netz etwas taugen oder ob man Ihnen Fake News unterjubeln will. Diese Liste gibt auch Anhaltspunkte darüber, wie gut Sie Netzrecherche beherrschen.

0- bis 2-mal »Ja«: Sie sind quellensicher. Sich durch die vielen windigen und wertvollen Infos im Netz zu navigieren ist nicht einfach. Sie scheinen dafür aber die richtige kritische Distanz zu haben. Schauen Sie trotzdem noch mal nach, welche Fragen Sie mit »Ja« beantwortet haben. Die kompetente

Bewertung unterschiedlicher Quellen im Netz ist ein Lernprozess, der immer weitergeht.

3- bis 6-mal »Ja«: Sie sind manchmal unsicher. Kann sein, dass Sie nicht immer analysieren, welche Information im Netz etwas taugt und woher die »Fakten« stammen – und ob es sich um echte oder um Fake News handelt. Wahrscheinlicher ist aber, dass Sie einfach etwas zu schnell und intuitiv klicken, bewerten oder kaufen. Auch wenn es lästig ist: Es lohnt, das Kleingedruckte zu lesen. Und bei Debatten hilft es, so lange zu lesen, bis man sich eine Meinung gebildet hat, statt »gefühlsmäßig« zuzustimmen.

> **Tipp:** Schüler lernen heute oft noch, dass Wikipedia als seriöse Informationsquelle nichts taugt. Das hat sich geändert. Mittlerweile ist das Portal ein brauchbarer Ausgangspunkt für Recherchen. Ein gesundes Maß an Misstrauen kann jedoch nicht schaden.

Emotionaler Stress: Kann ich mich vom digitalen Angebot abgrenzen?

Hier können Sie prüfen, wie groß die emotionale Sogwirkung des Netzlebens auf Sie ist.

0- bis 2-mal »Ja«: Sie haben emotionalen Abstand. Wenn Sie das Netz ausgiebig nutzen und in diesem Teiltest dennoch »niedrige« Werte erzielen, deutet das an, dass Sie sich gefühlsmäßig gut vom Geschehen im Netz distanzieren können. Wahrscheinlich ziehen Sie Ihre persönliche Bestätigung nur zum kleinen Teil aus dem Netz und lassen sich dort nur selten von persönlichem Frust ablenken. Sie können also gelassen weitersurfen!

3- bis 6-mal »Ja«: Sie sind emotional involviert. Das ist erst mal nicht bedenklich. Stellen Sie sich aber die Frage, wie sehr Sie sich von Feedbacks aus dem Netz abhängig machen oder ob Sie sich mit Netzaktivitäten von Frust aller Art ablenken. Falls Sie solche Muster erkennen: Setzen Sie Veränderungen im analogen Leben an. Falls nicht: Genießen Sie das Lauern auf die nächste WhatsApp.

> **Tipp:** Wer seine Wünsche und Bedürfnisse kennt und verfolgt, fühlt sich meistens wohl. Deshalb hier eine schlichte Übung: Schreiben Sie fünf Dinge auf, die Sie glücklich machen (von Rad fahren bis musizieren). Listen Sie fünf Wünsche auf (von Reise nach Rom bis Beförderung) und fünf Menschen, mit denen Sie gern Zeit verbringen. Wählen Sie einen Punkt aus, und nehmen Sie sich in dieser Woche eine Stunde Zeit dafür. Je mehr solcher Momente Sie in Ihr Leben einbauen, desto mehr befreien Sie sich vom Sog des Netzes.

 ## Sicherheit: Schütze ich meine Privatsphäre?

Hier können Sie einen ersten Eindruck davon bekommen, ob Sie sich mit Sicherheitsfragen im Netz auskennen und diese ernst nehmen.

0- bis 2-mal »Ja«: Sie sind geschützt im Netz. Sie haben sich mit Sicherheitsfragen auseinandergesetzt, nehmen diese ernst und wissen wahrscheinlich einiges über Risiken, Kniffe und Privatsphären-Einstellungen. Schauen Sie trotzdem noch mal nach, an welchen Stellen Sie »Ja« angekreuzt haben. Fragen zur Netzsicherheit verändern sich ständig – es gibt immer etwas dazuzulernen.

3- bis 6-mal »Ja«: Sie sind eher ungeschützt im Netz. Studien zeigen, dass die meisten Menschen wissen, welche Sicherheitsrisiken im Netz bestehen, viele aber praktisch wenig tun, um sich zu schützen. Auch wenn es lästig ist: Es lohnt, sich mit Passwörtern, Sichtbarkeitseinstellungen und anderen Stellschrauben für mehr Privatsphäre im Netz zu beschäftigen. Investieren Sie etwas Zeit!

Tipp: Das Interesse von Apple, Microsoft, Google etc. an unseren Daten nimmt ständig zu. Deshalb wird das Thema Sicherheit immer komplexer. Bei der Einrichtung neuer Computer und Smartphones gibt es heute zahlreiche Einstellungen, mit denen man zu viel Fremdzugriff verhindern und die Privatsphäre sichern kann. Diese unterschiedlichen Schutzeinstellungen zu aktivieren, ist allerdings nicht ganz trivial. Es lohnt deshalb, für die Einrichtung eines neuen Rechners oder eines Smartphones einen IT-Fachmann zu buchen.

Umgangsformen: Bewege ich mich sozial verträglich?

Der Schutz der Anonymität ist in der virtuellen Welt groß. Jeder nutzt ihn auf seine Weise. Die Liste zeigt, welche Werte Sie im Umgang mit dieser Grauzone haben.

0- bis 2-mal »Ja«: Sie handeln wertorientiert. Sie haben sich schon einige Gedanken gemacht, wie Sie sich im Netz bewegen wollen und welchen Umgangston Sie sich dort wünschen. Gut. Denn natürlich verfallen wir alle schnell in einen etwas ruppigeren, polemischen Stil, sobald wir uns außerhalb des Face-to-Face-Kontakts bewegen. Fragen Sie sich ruhig immer mal wieder, welche Klicks und Kommentare im Netz angebracht sind und in welcher Form.

3- bis 6-mal »Ja«: Sie handeln manchmal unüberlegt. Im Netz tun es fast alle: meckern, scharf argumentieren, sich

Freunde zulegen, die sie gar nicht kennen. Weil man anonym bleiben kann, schlüpfen in der virtuellen Welt viele bewusst in andere Rollen, zeigen sozial weniger angepasste Seiten von sich. In einem gewissen Rahmen kann das sogar bereichernd sein. Sobald es aber zu aggressiv und unsachlich wird, stößt man – ohne es zu wollen – destruktive Prozesse an. Wenn Sie in dieser Checkliste hohe Punktzahlen haben, lohnt es sich, darüber nachzudenken, ob Sie am Ton oder an der Impulsivität Ihrer Netzkommunikation etwas ändern wollen.

> **Tipp:** Vertreten Sie in Foren im Netz, auf Blogs oder Facebook nur Meinungen, die Sie auch öffentlich auf einer Bühne äußern würden. Und stellen Sie sich dieses Publikum auch vor, bevor Sie einen Post ausformulieren. Viele merken mit diesem Bild im Hinterkopf viel schneller, wann es zu unsachlich wird – und wann etwas Provokation auch angebracht ist.

6 Kommunikation: Wie kommuniziere ich im Netz?

Diese Liste zeigt, ob Sie auch im Netz geschickt und besonnen agieren – mit Chefs, Partnern und Bekannten.

0- bis 2-mal »Ja«: Sie kommunizieren geschickt. Sie können im Netz gut mit anderen »reden«. Dass Menschen für verschiedene Anliegen unterschiedliche Kanäle – mal Mail, mal Telefon, mal Messenger-Dienste – nutzen, ist Ihnen bewusst. Und wahrscheinlich kalkulieren Sie auch ein, dass je nach Altersgruppe im Netz andere Sprachstile gepflegt werden. Verlassen Sie sich auf Ihr Geschick. Schauen Sie aber noch mal, bei welchen Punkten Sie »Ja« angekreuzt haben.

3- bis 6-mal »Ja«: Sie kommunizieren manchmal ungeschickt. Dass Sie gelegentlich mit anderen aneinandergeraten oder an ihnen vorbeireden, hat wahrscheinlich damit zu tun, dass Sie die Kommunikation im Netz praktisch finden – und deshalb stets die schnellsten Wege wählen. Aber nicht immer ist eine Mail besser als ein Anruf. Nicht immer stellt eine kurze, herzliche WhatsApp-Nachricht eine persönliche Verbindung her. Es könnte helfen, vor jedem Kontakt kurz nachzudenken, welcher Kanal für diese Person und dieses Anliegen angebracht ist. Oft werden »Gespräche« allein dadurch besser.

Tipp: Das geschriebene Wort wiegt für uns schwerer als das gesprochene. Fragen Sie sich deshalb vor wichtigen Nachrichten: Was ist mein Anliegen? Was will ich mit dieser Mail, WhatsApp erreichen? Wer einfach nur »Hallo« sagen will, kann den Fingern auf der Tastatur freien Lauf lassen. Falls Sie aber etwas klären möchten, ein Anliegen oder eine Bitte haben – überlegen Sie, wie

Sie das im Text formulieren wollen. Und: Je emotionaler, bedeutsamer oder verworrener das Anliegen ist, desto eher passt es, kurz zum Telefonhörer zu greifen.

Wegweiser

Auf den folgenden Seiten finden Sie Übungen, mit denen Sie Ihre digitale Kompetenz vor allem bei der Arbeit steigern können. Sie bekommen praktische Hilfestellung, wie Sie per Mail, WhatsApp oder in sozialen Medien angemessen kommunizieren können. Das Coaching wurde von der Karriereberaterin Svenja Hofert entwickelt.

COACHING

Digitalwelt im Griff

Die digitale Welt hat unser Leben in vielen Bereichen vereinfacht. Die ständige Präsenz von Nachrichten, Mails und Informationen stört aber auch unsere Konzentration und erzeugt Stress. Hier lernen Sie, digital zu entschleunigen. Und die Chancen der permanenten Vernetzung gezielt für sich zu nutzen.

Dauer

Sind Sie mit den digitalen Medien vertraut, oder fremdeln Sie nach wie vor? Danach richtet sich die Empfehlung, wie lange Sie sich am besten mit diesem praxisorientierten Coaching beschäftigen. »Digital Natives« können die Schritte in einer Woche machen und Anregungen sofort umsetzen. Wer im Umgang mit der digitalen Welt eher unsicher ist, plant zwei Schritte pro Woche, also insgesamt etwa vier Wochen ein.

Schritt 1: Online- und Offlinezeiten bewusst machen

Im Durchschnitt 160 Minuten verbringen die Deutschen mit Medieninhalten im Internet. Bei den 14- bis 29-Jährigen waren es 2022 sogar 284 Minuten. Jeder weiß heute, dass die permanente Onlinezeit Menschen auch stresst und verwirrt. Im ersten Schritt geht es deshalb darum, Offlinezeiten bewusster zu planen und sich aktiv gegen die Fülle der Ablenkungen abzugrenzen. Dazu finden Sie hier einige Reflexionsfragen. Formulieren Sie anschließend eine »untere Grenze«.

Reflexion

Machen Sie sich klar, wie viel Zeit Sie täglich im Netz verbringen und wie sehr Sie das schätzen oder darunter leiden. Beobachten Sie sich dazu zunächst einen Tag lang von morgens bis abends, und registrieren Sie, wie oft und wann Sie online sind, Nachrichten checken, chatten. Beantworten Sie dazu folgende Fragen:

- Welcher Onlinemoment war heute gut/wichtig? Und was folgt daraus?
- Welcher Onlinemoment war überflüssig/nervig? Und was folgt daraus?
- Welcher Onlinemoment hat eine soziale Situation, einen guten Moment gestört oder zerstört? Und was folgt daraus?

Leiten Sie aus den Antworten oben eine Regel für Ihre Onlinezeiten ab. Wichtig: Formulieren Sie diese als »untere
Grenze«, also als Minimalregel, die Sie einhalten wollen und
können, wie »kein Smartphone während des Abendessens«.
Oder: »bis 14 Uhr keine sozialen Medien« etc. Es soll eine
kleine, aber entscheidende neue Grenze eingeführt und eingehalten werden. Also:

Versuchen Sie, die neue Onlineregel ernst zu nehmen und sie
über die Dauer des Coachings durchzuhalten.

Schritt 2: Weniger Nachrichten produzieren

Diese Übungen beziehen sich vor allem auf den Umgang mit digitalen Medien bei der Arbeit. Falls Sie nicht berufstätig sind, suchen Sie sich jeweils den Tipp aus, der auch fürs Privatleben funktioniert.

Ideenliste

Es gibt verschiedene Ansatzpunkte, die Nachrichtenflut im Team, im Freundeskreis oder für sich selbst zu reduzieren oder zu kanalisieren. Lesen Sie alle fünf Tipps dazu gründlich durch, und suchen Sie einen aus, den Sie in den nächsten Tagen umsetzen:

Sammelmails reduzieren: Die CC-Funktion ist beliebt – Mitarbeiter erhalten deshalb oft viele Mails, die sie kaum etwas angehen. Diese Nachrichten stressen, produzieren oft Fehler und doppelte Arbeit. Sehen Sie Ihr Postfach nach solchen typischen Ich-setze-dich-in-Kenntnis-Schleifen durch. Welche sind unnötig oder missverständlich? Versuchen Sie sich – durch Rücksprache mit dem betreffenden Absender – aus diesen CC-Schleifen auszuklinken.

Weniger Hin und Her: Gruppenmails, zum Beispiel bei Terminen und »halb privaten« Verabredungen, rauben auch im Job viel Zeit. Nutzen Sie, wenn es geht, dafür Messenger-

Dienste wie Signal oder WhatsApp, oder nutzen Sie Termin-
absprachen mit Doodle. Das ist übersichtlicher – und stört Sie
weniger im Arbeitsalltag.

Bestelladresse einrichten: Wenn Sie im Netz einkaufen
oder Reisen buchen, sollten Sie dafür eine eigene Mailadres-
se nutzen, sodass Sie in Ihren offiziellen Postfächern oder Fir-
menaccounts später nicht mit Werbung überschüttet werden.
Richten Sie sich jetzt eine solche Adresse ein!

Junkmail prüfen: Checken Sie regelmäßig Ihre Spamfil-
ter und Junkmail-Einstellungen. Sie filtern zwar nicht alles
weg, aber mit ein bisschen Fleißarbeit geht es. Nutzen Sie die
nächsten Tage dazu.

WhatsApp klüger nutzen: Auch wenn Messenger-Dienste
immer noch besser funktionieren als klassische Mailvertei-
ler – auch hier kann es nervig werden, wenn in großen Gruppen jede Rückantwort Pieptöne bei allen Beteiligten auslöst.
Eleganter ist es – falls Sie eine Gruppe einrichten –, wenn Sie
die Funktion »Broadcast« nutzen. So bekommen nur Sie die
Antworten der anderen zurück. (Sie finden die Funktion direkt unter dem Stichpunkt »neue Gruppen«, sie heißt »neuer
Broadcast«. Das weitere Vorgehen ist dann genauso wie bei
der Einrichtung von anderen Gruppen.)

Setzen Sie einen dieser Tipps um, und nehmen Sie sich immer mal wieder ein bisschen Zeit dafür. Was hat sich geändert? Kommen Sie besser mit der Mailflut zurecht?

Tipp: Einer der Gründe, warum wir uns von Nachrichten vor allem im Job so gestört fühlen, liegt auf der Hand: Wir rufen sie zu oft ab! Probieren Sie in dieser Woche mal aus, wie es ist, wenn Sie Mails oder Teams-Nachrichten nur zweimal am Tag abrufen – und dann sofort eine Entscheidung treffen, ob Sie die Nachricht löschen, jetzt bearbeiten oder später in Ruhe beantworten. Alle Nachrichten, die Sie direkt – innerhalb von drei Minuten – beantworten können, sollten Sie auch in der Mailzeit schreiben. Nachrichten, die Klärung erfordern, können Sie in einen speziellen Ordner schieben – und dann gesondert bearbeiten.

Blättern Sie zurück zu Schritt 1: Erinnern Sie sich an die untere Grenze, die Sie sich gesetzt haben? Wie gut haben Sie diese auf einer Skala von 1 bis 10 eingehalten? Schreiben Sie die Zahl auf: _____

Schritt 3: Nachrichten klar formulieren

Wir alle glauben, dass wir gute Mails oder Teamsnachrichten schreiben – wir tun es ja täglich. Dennoch hat jeder schon erlebt, dass fahrig geschriebene Nachrichten Fehler und Missverständnisse produzieren – und damit viel Zeit kosten und manchmal auch noch viel Ärger produzieren. Sich immer wieder darüber Gedanken zu machen, wie eine knappe und dennoch verständliche Mail geschrieben sein sollte, ist also sowohl bei beruflichen als auch bei privaten Anliegen sinnvoll.

Übung: Klare Mails schreiben

Auch in den nächsten Tagen werden Sie wieder ein paar wichtige und einige eher banale Nachrichten schreiben. Wählen Sie zwei wichtige und zwei Routinenachrichten aus, und formulieren Sie diese so klar und gut wie möglich. Gehen Sie dabei folgendermaßen vor:

1. Wählen Sie eine eindeutige Betreffzeile, wie »Meeting 19.9., 11 Uhr« statt »Treffen«.
2. Formulieren Sie im ersten Satz, worum es geht. Selbst wenn der andere das möglicherweise weiß, so setzen Sie ihn noch einmal ins Bild.
3. Machen Sie deutlich, welche Reaktion Sie vom Adressaten erwarten: Soll er Sie anrufen? Den Termin bestä-

tigen? Etwas vorbereiten? Eine Sachfrage beantworten? Schreiben Sie auch, bis wann Sie eine Antwort brauchen.

4. Bleiben Sie knapp: Mehr als vier Sätze liest kein Mensch.

5. Auch wenn Sie normalerweise für so etwas keine Zeit haben: Machen Sie sich die Mühe, zum Schluss eine kleine, zum Kontakt passende Grußformel zu schreiben.

Reflexion

Nachdem Sie nun einige Mails mit besonderer Aufmerksamkeit geschrieben haben – achten Sie jetzt auf die Antworten. Was bemerken Sie? Hat sich eine Verbesserung in der Kommunikation eingestellt? Kamen Rückantworten schneller? Oder blieb alles, wie es war?

Tipp: Smileys und mehrdeutige Emojis können auch in privaten Chats oder in Freizeit-Whats-App-Gruppen zu Verwirrung führen. Bei besten Freunden funktioniert so etwas. Doch generell lohnt es sich, bei SMS, WhatsApp oder auf Facebook etwas sorgfältiger zu formulieren und etwa auf die Anrede und den eigenen Ton zu achten. Fragen Sie sich: Wie würde ich die Person ansprechen, wenn ich sie träfe? Wie viel Emotion – digital durch Emojis ausgedrückt – passt zum Kontakt? Also: Nicht das Medium diktiert die Art der

Kommunikation – entscheidend ist die Beziehung, die wir zum Gegenüber oder zur jeweiligen Gruppe haben.

Wie läuft es mit der »unteren Grenze« aus dem ersten Schritt? Wie gut haben Sie diese auf einer Skala von 1 bis 10 eingehalten? _____

4 Schritt 4: Mit Konflikten umgehen, die online entstehen

Missverständnisse, Auseinandersetzungen, Streit gibt es in jedem Kontakt mal. Doch in der digitalen Kommunikation eskalieren Meinungsverschiedenheiten und Kränkungen schneller. In Chats oder im Mailverkehr ist es deshalb wichtig, sensibel mit Konflikten umzugehen.

Übung: Zum Telefon greifen

Viele Dinge besprechen wir heute nicht mehr persönlich, sondern wir kommunizieren schriftlich. Deshalb erhalten wir auch unangenehme Infos, negative Rückmeldungen und Kritik immer häufiger als Mail, Messenger-Nachricht, bei Teams oder durch Kommentare in sozialen Medien. Wer verärgert ist, läuft Gefahr, darauf schnell und wiederum schriftlich zu reagieren. Doch das führt oft zu weiteren Schwierigkeiten oder sogar zur Eskalation. »Vor allem die Konflikte, mit denen man im Jobkontext zu tun hat, sollten nicht schriftlich gelöst werden«, rät Karriereberaterin Svenja Hofert.

Deshalb folgt dazu jetzt eine konkrete Aufgabe: Suchen Sie sich in dieser Woche eine Mail, SMS oder eine Nachricht in einem Chat aus, die für Sie missverständlich oder konfliktbeladen klingt. Falls Ihnen das im Arbeitskontext zu heikel ist, »üben« Sie mit einem privaten Kontakt. Also: Parieren Sie eine Kritik oder eine Mail in gereiztem Ton nicht mit einer weiteren Mail, sondern mit einem kurzen Anruf. Gehen Sie folgendermaßen vor:

1. Falls die Nachricht bei Ihnen Ärger, Kränkung oder Wut ausgelöst hat, warten Sie ab, bis die Gefühle »verraucht« sind. Bei Mails können Sie gut eine Nacht drüber schlafen. Erst am nächsten Tag greifen Sie zum Telefonhörer – und bemühen sich, die Intention des Gegenübers zu verstehen. Sagen Sie aber auch, was die Mail in Ihnen ausgelöst hat, zum Beispiel Verwirrung oder Ärger. Dann suchen Sie gemeinsam eine Lösung.

2. Erklären Sie, warum Sie anrufen. Sagen Sie offen: »Ich wollte das kurz mal persönlich klären ...« oder »Um Missverständnissen vorzubeugen, rufe ich an ...«, sagen Sie dann in ein, zwei kurzen Sätzen, was Sie wollen und wo das Problem liegt (ohne sich zu rechtfertigen). Fragen Sie den anderen auch, wo seine Schwierigkeit liegt und was Sie da tun können.

3. Falls jemand Sie direkt und berechtigt kritisiert hat, zum Beispiel ein Kunde oder die Chefin: Entschuldigen Sie sich in einem kurzen Satz.

4. Lassen Sie das Gespräch nicht ausufern. Länger als fünf Minuten muss kein Klärungsgespräch dauern. Geht es um zentrale Konflikte, die sich nicht schnell klären lassen, sollten Sie sich persönlich treffen.

Wie war es? Wie hat sich die Klärung gestaltet? War es übertrieben, diesen Konflikt am Telefon zu lösen – oder war es so einfacher?

Falls Sie bei der schriftlichen Form bleiben wollen, behalten Sie im Hinterkopf, wann die schriftliche Replik regelrecht schädlich sein kann:

→ Wenn Sie einen Fehler gemacht haben und sich jemand berechtigt beschwert.

→ Wenn es mit einem Vorgesetzten oder einem Familienmitglied einen Konflikt gibt, der sich in einer Mail oder Nachricht das erste Mal konkret zeigt.

Schweigen

Wir leben in einer Empörungsgesellschaft. Viele Menschen schalten sich in jeden Chat und jede Sammelmail ein. Auch wenn Sie die bereits genannten Meinungen teilen oder eine Kleinigkeit beizutragen hätten: Überlegen Sie, ob es wirklich notwendig ist, zu allem etwas zu sagen. Manchmal vereinfacht es die Kommunikation, wenn man stumm bleibt.

Schritt 5: Businessnetzwerke nutzen

Haben Sie ein Profil bei Xing oder LinkedIn? Da sind Sie im Grunde in guter Gesellschaft. Nur gilt in solchen Netzwerken leider nicht das Prinzip »Dabei sein ist alles«. Eher geht es darum, sich klarzumachen, was Sie dort wollen, wie Sie sich dort darstellen und wie Sie Kontakte aktiv knüpfen können. Die nachfolgenden praktischen Übungen beschäftigen sich mit diesen Fragen.

Übung: Optimieren oder erstellen Sie Ihr Xing-Profil

1. **Vorarbeit machen:** Formulieren Sie für sich ein klares Ziel, was Sie mit Ihrem Profil in dem Businessnetzwerk erreichen wollen. Sich einfach nur anzumelden, reicht nicht. Welche Kontakte wollen Sie knüpfen?

Wofür wollen Sie gebucht werden? Als was gesehen werden? Notieren Sie Stichpunkte dazu, und gestalten Sie das Profil danach.

2. **Klarheit:** Wer sich in mehreren Netzwerken darstellt, sollte schauen, dass die Profile einheitlich sind – und sich nicht widersprechen. Was ist die wichtigste Information?

3. **Wenige Stichpunkte:** Wer viele Kompetenzen angibt, die keinen roten Faden ergeben, wirkt unglaubwürdig. Beschränken Sie sich auf ein paar wenige aussagekräftige. Vermeiden Sie Worthülsen wie »teamfähig« und »kommunikativ«. Notieren Sie sich ein paar Kompetenzen.

4. **Sichtbarkeit:** Keywords sind wichtig, um im Netz gefunden zu werden. Orientieren Sie sich an den gängigen Schlüsselwörtern, und nutzen Sie gegebenenfalls auch ähnliche Begriffe wie Auftragssachbearbeiter und Vertriebsinnendienst. Beschränken Sie sich aber wiederum auf die wichtigsten. Notieren Sie sich Ihre Ideen.

5. **Kontaktaufbau:** Wer kaum Kontakte hat, wirkt introvertiert oder wie eine »Karteileiche«. Stecken Sie also auch ein bisschen Zeit in das Finden passender Kontakte. Sprechen Sie andere gezielt und nicht beliebig an, etwa nach einer persönlichen Begegnung. Notieren Sie sich fünf Kontakte, die Sie im Profil suchen und hinzufügen könnten.

Reflexion

Fragen Sie sich immer mal wieder: Gibt es eine Veränderung in der Resonanz auf Ihr Profil? Was hat sich verbessert? Was ist leichter geworden?

Tipp: Xing ist nach wie vor das Portal, das in Deutschland am meisten für die berufliche Selbstdarstellung genutzt wird; das US-amerikanische Netzwerk LinkedIn holt aber auf. Für Kreative kann auch Instagram eine gute Plattform sein. Der Trend geht heute zu spezialisierteren Netzwerken für Experten und für Fachleute aus bestimmten Branchen, zum Beispiel brainguide. de für Redner und researchgate.net für Wissenschaftler. Erkundigen Sie sich, welches Netzwerk für Ihre Branche sinnvoll sein könnte.

Haben Sie noch mal an die Untergrenze aus Schritt 1 gedacht? Wie läuft es mit Ihrer gesunden Regulation der Onlinezeiten? Auf einer Skala von 1 bis 10: _____

6

Schritt 6: Bild und Selbstdarstellung pflegen

Unvorteilhafte Fotos? Veraltete Informationen? Um im Netz nicht nur gefunden zu werden, sondern auch gut zu wirken, ist es wichtig, Onlineprofile und das eigene Bild dort ein wenig zu pflegen. Hier erhalten Sie dazu zwei einfache Übungen. Suchen Sie eine aus, die Sie in den nächsten Tagen ausführen.

Übung 1: Fotos löschen

Prüfen Sie, was bei der Google-Hauptsuche, bei Bildern und Videos, über Sie zu finden ist. Suchen Sie nach Einträgen, die Sie kritisch finden. Und probieren Sie dann, diese zu löschen. Sie können dazu den Webseitenbetreiber bitten, die Fotos offline zu stellen (im Impressum findet man den Kontakt). Das ist bei Blogs ganz einfach. Funktioniert das Löschen nicht, sollte man neue Fotos, Videos etc. »nachlegen« und diese möglichst stark verlinken beziehungsweise andere bitten, sie zu teilen und zu liken. Dann rutschen ältere Einträge nach unten und werden nicht mehr gesehen. Im Zweifel – bei heiklen oder verleumderischen Bildern – kann man bei Google auch einen Löschantrag stellen und diesen mit der Verletzung von Persönlichkeitsrechten begründen. Das ist allerdings ein aufwendiger Weg.

Wichtig: Selbst wenn Sie von sich keine Bilder gefunden haben, die Ihnen missfallen – vielleicht stellen Sie bei dieser Gelegenheit ein paar neue ins Netz! Bei Xing, auf der Firmen-webseite, auf Ihrer privaten Website.

Übung 2: Weniger ist mehr

Viele Menschen melden sich bei mehreren sozialen Netzwer-ken, in Chats und Businessnetzwerken an – und pflegen dann keines der Profile und Netzwerkinstrumente richtig. Falls das auf Sie zutrifft, bringen Sie in den nächsten Tagen ein biss-chen Ordnung in Ihre digitale Selbstdarstellung. Entschei-den Sie, wo und wie Sie sich weiter darstellen und in welche Plattformen Sie keine weitere Mühe mehr stecken wollen. Löschen Sie ein oder zwei Ihrer veralteten Profile lieber, als dort ein unklares Bild zu hinterlassen.

Wichtig: Bei Xing muss man das Profil nicht ganz löschen, mit ein paar Klicks unter »Einstellungen« und »Nutzerkon-to« können Sie Ihre Daten auch einfach für einige Zeit de-aktivieren.

Schritt 7: Sicherheit und Privatheit schaffen

Sicher im Netz? Das ist ein Thema für sich und sehr kom-plex. In diesem Schritt beschäftigen Sie sich schlaglichtartig mit drei Bereichen, in denen Sie sehr leicht für mehr Sicher-heit oder Privatsphäre sorgen können. Suchen Sie einen aus, der für Sie gerade passt, und nehmen Sie die entsprechenden Änderungen vor.

Passwörter überdenken! Wie gut ist Ihr Rechner geschützt, wie gut das Telefon oder Ihre Passwörter? Überlegen Sie sich sichere Passwörter – nein, nicht viermal die Eins – zum Entsperren Ihres Bildschirms und für andere, wichtigere Zugänge zum Beispiel zu Onlinekonten. Nach dem Bundesamt für Sicherheit in der Informationstechnik hat ein sicheres Passwort folgende Eigenschaften: Es ist länger als acht Zeichen, verwendet Groß- und Kleinschreibung, nutzt Sonderzeichen, verwendet außerdem mehrere Zahlen.

Aufgabe: Rüsten Sie all Ihre Passwörter nach diesen Kriterien um.

Wer sieht was? Schauen Sie Ihre Facebook-Kontakte durch, und machen Sie sich bewusst, was Auftraggeber und Entscheider von Ihnen sehen. Falls Sie in der Timeline sowohl Urlaubsbilder posten wollen als auch mit beruflich relevanten Posts vertreten sind, legen Sie verschiedene Facebook-Listen an. Wenn Sie eine »Freunde«-Liste haben und eine eher öffentliche, können Sie steuern, wer welche Posts liest. Sie können dann getrost Ihre Chefs oder Auftraggeber bei Facebook annehmen, wenn diese eine Freundschaftsanfrage senden. Mit den oben empfohlenen Einstellungen sehen diese nur sehr wenig von Ihnen. Wie man Listen erstellt, wird mittlerweile auf der Facebook-Support-Seite erklärt.

Aufgabe: Erstellen Sie solche Listen.

Kinder sicher surfen lassen: Medienzeiten für Kinder und Jugendliche sinnvoll begrenzen? Das ist in vielen Familien ein wichtiges, oft konfliktreiches Thema. iPhones bieten beispielsweise die Möglichkeit, die Bildschirmzeit vorzugeben, Auszeiten festzulegen und Websites zu blockieren.

Aufgabe: Entwickeln Sie Eckpunkte für die Mediennutzung Ihrer Kinder – im Idealfall mit diesen gemeinsam. Und dann richten Sie die Smartphones entsprechend ein.

Wie geht es Ihnen mit der »unteren Grenze« aus Schritt 1? Wie gut haben Sie diese auf einer Skala von 1 bis 10 eingehalten? _____

Schritt 8: Digitale Kompetenz weiterentwickeln

Wo liegen Ihre persönlichen Themen und Schwierigkeiten mit der digitalen Welt? Wo sind Sie zu sorglos oder unwissend und können das ändern? In diesem abschließenden Schritt können Sie noch einmal überlegen, welche der Übungen, Tipps und Aufgaben Sie weiterführen wollen. Denn im Netz ist es wichtig, Neuerungen immer weiter zu üben – und bestimmte Seiten und Tools regelmäßig zu pflegen.

Wie geht es weiter?

Sie finden in der folgenden Liste alle Tipps und Aufgaben, die Sie in den letzten Schritten kennengelernt haben. Kreuzen Sie drei Punkte an, die Sie sinnvoll fanden:

- [ ] Grenzen für die eigene Onlinezeit festlegen.
- [ ] Klare und verständliche Mails schreiben.
- [ ] Weniger Sammelmails aufsetzen und die CC-Funktion sparsam nutzen.
- [ ] WhatsApp verantwortlich nutzen.
- [ ] Ansprache nicht am Medium, sondern am Gegenüber ausrichten.
- [ ] Häufiger mal Posts unkommentiert lassen.
- [ ] Konflikte, die digital entstehen, am Telefon oder im direkten Kontakt lösen.
- [ ] Berufliche Selbstdarstellung im Netz optimieren.
- [ ] Profile auf Plattformen löschen, die man nicht mehr nutzt.
- [ ] Das eigene Bild im Netz mitgestalten – gute Fotos posten.
- [ ] Sicherheit im Netz: Passwörter verbessern.
- [ ] Privatsphäre durch Freundeslisten in sozialen Medien.

Suchen Sie nun eine der Anregungen aus, die Sie weiterführen wollen, und schreiben Sie diese hier auf:

Legen Sie auch fest, bis wann Sie diese Übung machen wollen: _____

Abschlussübung

Sie haben sich in diesem Coaching auch mit Onlinezeiten beschäftigt. Sie haben eine »untere Grenze« formuliert und mehrfach bewusst nachgeprüft, ob Sie diese einhalten. Schauen Sie nun noch mal auf Ihre Antworten: Konnten Sie die gesetzten Grenzen gut einhalten? Oder fällt Ihnen das schwer? Falls Letzteres zutrifft, beschäftigen Sie sich über das Coaching hinaus mit dem Thema. Und probieren Sie diese Anregung aus:

Einen Tag offline bleiben: Legen Sie einen Tag im nächsten Monat fest, den Sie ohne digitale Medien verbringen. Legen Sie das Smartphone weg, schalten Sie die Computer aus, verzichten Sie aufs Fernsehen. Gestalten Sie den Offlinetag so, wie Sie es wollen. Überlegen Sie, ob Sie eine Aktivität planen, etwa einen Ausflug, oder ob Sie einfach alles machen wollen wie immer, nur ohne Smartphone.

Wichtig: Sehen Sie es als Experiment. Wenn es gut funktioniert, können Sie es bald wiederholen. Wenn es nicht klappt, ist es nicht schlimm. Nehmen Sie es einfach als Zeichen, dass

Sie stark an die Onlinewelt gebunden sind und – im Augenblick – nicht die Freiheit haben zu entscheiden, wie sehr die digitale Welt Ihren Alltag bestimmt. Wenn Sie das registrieren und ansonsten die minimalen Offlinezeiten einhalten, die Sie sich vorgenommen haben, ist das vollkommen ausreichend.

Wie war der Offlinetag? Was war leicht? Was eher schwer?

DREI APP-EMPFEHLUNGEN FÜR DIE DIGITALE ENTSCHLEUNIGUNG

Forest

Forest ist ein Klassiker unter den Selbstbeherrschungs-Apps – und eine gute Motivation, mal 30 oder gar 90 Minuten nicht zum Smartphone zu greifen. In solchen Zeitspannen nämlich lässt die App auf dem Display einen Baum wachsen. Dieser stirbt jedoch sofort, wenn man die App vor Ablauf des Timers schließt.

Calm

Viele Apps versprechen ihren Nutzern kleine Auszeiten. »Calm: Meditation und Schlaf« zählt zu den beliebtesten. Der Dienst bietet Meditations- und Atemübungen, ebenso Geschichten zum Einschlafen. Eine Testwoche ist kostenlos, bei Gefallen lohnt sich das kostenpflichtige Jahresabo.

1Password

Sichere Passwörter zu erstellen ist sinnvoll, aber wie soll man sich all die kniffeligen Kombinationen merken? »1Password« verwaltet sämtliche Zugangscodes sicher in einer einzigen App. Man kann dort Passwörter auch mit Kollegen oder Familienmitgliedern teilen. Sich nur ein Passwort merken zu müssen, entstresst.

KAPITEL 3

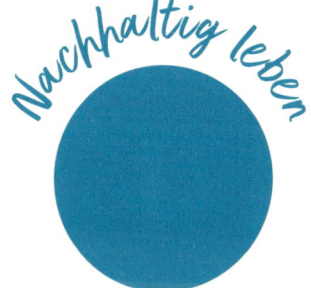

Nachhaltig leben

Grüner wird's nicht

Die Rettung des Planeten ist das größte und wichtigste Ziel der Gegenwart. Allerdings müssen alle dabei mithelfen. Ein Erfahrungsbericht.

Von Markus Deggerich

Ich könnte es kurz machen. Um diesen Text zu einem glücklichen und sinnvollen Ende zu führen, gibt es eine radikale Abkürzung, es wäre der einzig wirklich nachhaltige Weg. Alle anderen Wege sind nach allem, was ich jetzt weiß, nur klimaschädliche Kompromisse von Leuten wie mir, die nach Ausreden suchen: Ich müsste mich also erschießen.

Freilich sollte ich vorher den Computer runterfahren, recyceln oder verschenken, den Strom abschalten und auch kurz noch abwägen, ob die Patrone im Revolver, die den Planeten von mir befreien soll, aus giftigem Blei sein könnte. Streng genommen müsste ich auch mindestens vier meiner fünf Kinder mitnehmen in den Tod. Unsere Existenz ist eine Zumutung für den Planeten, ich missbrauche Mutter Erde und beute sie aus. Mit jedem Atemzug. Seit über 50 Jahren. Ich bin eine CO_2-Bombe. Ich bin schuldig. Und unentschuldbar. Mea culpa, mea maxima culpa.

Das war nicht immer so. Ich bin ein westlicher Wohlstandsbürger mit schlechtem Gewissen, aber nicht, noch nicht, reif für die Ökorevolution, die Klimaschutzdiktatur oder die totale Unterwerfung: Big green brother is watching me? Die Allgegenwärtigkeit der Klimafrage löst bei mir eines aus: inneren Widerstand. Mein Ziel, mein Versuch, wieder ein besserer Mensch zu sein, ist begleitet von einem Zweifel, den ich noch nicht benennen kann. Irgendwas stimmt nicht. Oder stimmt mit mir irgendwas nicht, suche ich nur nach einer Ausrede für Bequemlichkeit?

Um das herauszufinden, habe ich über Wochen versucht, mein Leben neu zu justieren. Ich studierte Energiebilanzen, CO_2-Fußabdrücke, verglich Studien und konzentrierte mich auf die großen, privaten Themen im CO_2-Krieg, über die ich jeden Tag wieder entscheide: Ernährung, Mobilität, Konsum, Müll. Ich machte mich auf den Weg mit dem klaren Ziel, wenn ich schon nicht allein die Welt retten kann, so doch meinen CO_2-Ausstoß möglichst zu minimieren. Und noch etwas wollte ich erforschen: Warum fällt es mir so schwer, umzukehren oder innezuhalten im Alltag, längst vorhandenes Wissen anzuwenden? Ich müsste doch eigentlich nur wieder mehr so leben, wie ich es als Kind schon kannte.

Durch unsere Straße kam zweimal pro Woche der Milchbauer, bei dem wir die Milch in eine Kanne pumpten, wir kauften Fleisch gern beim Jäger und Bauern und bekamen Kaninchen aus Opas Stall. Fleisch gab es schon damals zu viel, genauso wie Butter und Zucker, aber mitnichten jeden Tag und bei uns meist nicht aus industrialisierter Massentierhaltung.

Und wir haben diese Energie auch nicht als Wohlstands-
speck und Adipositas angelegt, sondern verbrannt, weil wir
uns dauernd bewegten. Satt wurden wir aber durch Gemüse
und Kartoffeln, nicht durch Fleisch. Der Sonntagsbraten war
ein Höhepunkt, ein Festakt, pünktlich um 12:30 Uhr, und
wenn Tiere gegessen wurden, dann möglichst vollständig,
von der Leber bis zur Haxe, vom Hirn bis zum Filet, vom
Schwanz bis zur Zunge. Im Garten wuchsen Salat, Gemüse,
Kirschen, Äpfel, Pflaumen, eine Zeit lang sogar dieser Luxus
namens Spargel, der die Woche über gesammelt wurde für
den Sonntag. Reste, wenn es überhaupt welche gab, lande-
ten auf dem Kompost oder bei den Schweinen auf der Wiese
oder am nächsten Tag in anderer Form wieder auf dem Teller.
Ich trug die abgewetzten Klamotten meines älteren Bruders,
noch heute trage ich T-Shirts, bis sie mir vom Leib fallen.

Hosen wurden geflickt, Schuhe brachten wir zum Schus-
ter, auch heute kaufe ich nur alle zwei bis drei Jahre ein neues
Paar, ich trage meine Docs zu allen Anlässen, bis sie Löcher
haben. Mutter strickte die kuscheligsten Norwegerpullover,
wir wurden abwechselnd nacheinander im selben Wannen-
wasser gebadet. Wer in die Stadt wollte, schwang sich aufs
Rad, bei Wind und Wetter, der Bus kam zweimal am Tag,
also versuchten wir Carsharing oder Fahrgemeinschaften, das
nannte man Trampen. Urlaub? Wenn wir überhaupt wegfuh-
ren, dann in den Harz oder an die Nordsee, zu fünft auf der
Rückbank ohne Gurt. Fliegen? Mein selbst gebauter Dra-
chen flog im Herbst über die Stoppelfelder, mein Fußball flog
ins Tor, und zwar jeden Tag, und ich flog vom Baum – beim
Klettern. Die Sommerferien verbrachte ich am See oder im

Zeltlager, oder ich half beim Einkochen des überall einge-
sammelten Obstes, damit wir im Winter Kirschen aus dem
Glas und Apfelmus aus der Kühltruhe essen konnten.

Wir ernährten uns im Takt der Natur, Erdbeeren im
Sommer, Grünkohl im Winter – und vermissten nichts. Ge-
schenkpapier wurde aufgehoben und gebügelt, zusammen
mit dem Band, Bücher gab es in der Bibliothek. Ich wusste,
wie man Kühe melkt, schmiss aber Haarspraydosen ins Feu-
er, weil die so schön knallten – bis der SPIEGEL mir erklär-
te, was saurer Regen ist, dass der Treibhauseffekt uns alle kil-
len werde und ich Schuld hätte am Ozonloch und dass der
deutsche Wald sterbe. Also ging ich nachgucken, aber unser
Wald sah aus wie immer, ich räumte aber die dort entsorg-
ten Autobatterien weg und misstraute den schönen Farben in
den öligen Pfützen. Wenn wir im Fluss schwammen, hatten
wir manchmal Ausschlag, irgendwann stand in der Zeitung,
dass Bauern dabei erwischt worden wären, wie sie Gülle in
den Fluss geleitet hätten. Im nächsten Jahr hatten wir keinen
Ausschlag mehr, nun war der Bauer sauer; die Dinge regelten
sich also schon, dachten wir. Nach Tschernobyl sollten wir
nicht draußen spielen, wenn es regnete, und wir sammelten
keine Pilze und Blaubeeren mehr. Aber nur eine Saison lang.
Mein Lieblingssänger Sting kämpfte für den Schutz des Re-
genwaldes, und wenn ich seine Musik hörte, fühlte ich mich
mindestens so heroisch wie er, ich lebte lokal und dachte glo-
bal, wie verlangt.

Irgendwann fing Mutter an, Vollkornbrot selbst zu ba-
cken, statt das schöne Weißbrot vom Bäcker zu kaufen, sie
wählte ein Mal die Grünen, aber nur heimlich, weil Papa in

der CDU war. Als ich zum ersten Mal wählen durfte, waren es auch: die Grünen. Was denn sonst? Das schien mir logisch. Denn sie liebten Sonnenblumen, genauso wie ich. Es war eigentlich nichts Besonderes, es war einfach mein Leben und vermutlich intuitiv richtiger, man lernte einfach aus Fehlern, und nichts schien endgültig außer der Atomkrieg. Wir hatten noch eine Zukunft. Das ermöglichte Gegenwart – und Anpassung. Das scheint mir heute anders.

Doch seit 2022 steht die atomare Apokalypse auch für Europa wieder im Raum. Und im gleichen Maße, in dem die Kriegsangst hier wuchs, sank das Bewusstsein für den unbremsbaren Klimakrieg. Schon während der Corona-Zeit war die Klimakrise als Topthema Nummer eins von der Pandemie verdrängt worden. Das Gefühl, wir tanzten ohnehin den letzten Tanz, machte es auf eine zynische Weise leichter, die Klimafrage wieder zu ignorieren. Pandemie und Krieg schafften es immer wieder in unsere Köpfe, weil die Auswirkungen sehr konkret, sehr gegenwärtig waren. So konkret wie die irren Wetterturbulenzen und das radikale Verhalten der »Letzten Generation«, der man vieles vorwerfen mag, aber bitte nicht, dass sie es nicht geschafft hätte, die Klimafrage wieder auf die Agenda zu kleben. Eine beeindruckende Leistung angesichts der Konkurrenzthemen! In dieser Triade der Schreckensthemen wurde auch klar, was sie verbindet und welches jeweils in der Wahrnehmung gewinnt: Alle drei, Krieg, Pandemie und Klima, sind Angstthemen, Angst wurde zu einem Herrschaftsmittel der Entscheider im Kampf um Ressourcen und Aufmerksamkeit. Schlimmer geht's immer. Und was macht der gute Mensch? Er cancelt seinen Urlaubsflug und überweist das gesparte Geld in die Ukraine oder nimmt Geflüchtete auf, die im SUV und mit Haustieren und negativem Corona-Nachweis vorgefahren kamen.

Zum ersten Mal geflogen war ich Boomer ohnehin erst mit 21 Jahren, von München nach London. Das fand ich nicht schlimm, sondern teuer, ich sah dennoch keinen Widerspruch darin, dass einst in unserer Zivi-WG ein Bettlaken rausgehängt wurde gegen den Kuwaitkrieg wegen des Energiehungers des Westens: »Kein Blut für Öl«. Meine erste Fernreise war mit 25, Fliegen wurde bereits billiger, damals besuchte ich mit meinem besten Freund das sozialistische Kuba von Fidel Castro und erkannte, was ich bereits nach dem Fall der Mauer in Leipzig und Bitterfeld gesehen hatte: Der Sozialismus war vieles, aber ganz sicher keine grünere Bewegung als der Kapitalismus. Der Missbrauch der Umwelt war systemübergreifend.

Mein erstes Handy hatte ich dann mit 26 Jahren, es war so groß wie ein Koffer und durfte nur dienstlich benutzt werden, funktionierte aber meistens sowieso nicht. Bis vor drei Jahren kam ich ohne eigenes Auto durchs Leben. Erst nachdem Kind Nummer vier und Kind Nummer fünf dazukamen, legten wir uns einen gebrauchten VW-Bus zu (ja, einen Diesel). Keiner von uns fährt damit zur Arbeit, wir benutzen ihn für Urlaub, Wochenendausflüge, zum Einkaufen und hin und wieder für Kindertransporte. Autos hatten mich nie interessiert, weder als Statussymbol noch als Transportmittel. Für die wenigen Anlässe, bei denen ich sie früher wirklich brauchte, kam ich mit Mietwagen, Carsharing oder Taxis klar.

Bis heute fahre ich am liebsten mit dem Rad die 14 Kilometer bis zur Arbeit, was aber schon immer schwierig bis lebensgefährlich war in Berlin: Zu viel Kopfsteinpflaster, zu wenige Radwege, und ständig liegen Elektroroller herum — gern auch mitten auf dem Weg. Die Dinger lösen in mir ganz viel Beklemmung aus, nicht nur, weil ich ihren angeblichen Ökonutzen bezweifle, seitdem ich weiß, dass sie nachts wie ausgesetzte, angeleinte Hunde mit Lastwagen eingesammelt werden.

Sie blockieren einen öffentlichen Raum, den sie sich mit Fußgängern, Radlern und den diversen Anbietern von Scootern, Bikesharing, Rikschas teilen müssen. Inzwischen auch mit festgeklebten Straßenblockierern, aber da ist man sozusagen unter seinesgleichen. Es wird noch enger auf den alternativen Wegen, statt endlich die Benzinkutschen von den Straßen zu verbannen. Angeblich sollen die E-Roller mir helfen, von der U-Bahn-Station an auch die »letzte Meile« noch bequem und ökogerecht zu bewältigen. Es war aber auch früher nicht so, dass ich in U-Bahnhöfen übernachten musste, weil es keine Roller gab. Die letzte Meile? Ich habe zwei Beine.

Mir ist also klar, dass das Thema »Umweltschutz« gemeinsam mit mir groß wurde, wir bilden eine Lebensallianz seit der Ölkrise der Siebziger, dem Nachdenken in den Achtzigern über fossile Brennstoffe und über das starke Bevölkerungswachstum, den ersten grünen Regierungsbeteiligungen in den Neunzigern, dem Nobelpreis für Al Gore, dem Pariser Klimaabkommen. Spätestens, als sogar Leonardo DiCaprio einen Klimafilm drehte, musste es jeder mitbekommen haben. Meine Generation ist mit der grünen Welle mitgewachsen und dennoch die Generation, die nun alles verbockt haben soll. Wann also bin ich falsch abgebogen? Wann fing es an, dass ich darüber hinwegsah, was schon lange offensichtlich war? Wann wurde aus mir, dem halbwegs akzeptablen Erdenbewohner – ein Plünderer? Und kann ich das noch ändern?

In unserer Familie lebt lediglich meine älteste Tochter streng vegetarisch. Ich bin als Dorfkind nur schwer umerziehbar, aber ich bemühe mich. Fleisch seltener und wenn, dann bio. Ja, ich weiß, ich gehöre zu den Privilegierten, die es sich leisten können, mehr als 20 Euro für ein Huhn auszugeben. Das hat einen doppelt guten Effekt: Man isst es seltener und zumindest in Ansätzen für alle verträglicher. Ich beobachte mit großem Interesse die Fleischersatzindustrie und bin überzeugt, dass Fleisch irgendwann substituiert wird beziehungsweise zu einer Delikatesse und Ausnahme. Das ist gut so. Aber lässt es sich verordnen? Sind wir schnell genug?

Am Kaffee kann man nachvollziehen, dass das Bemühen immer ungenügend bleiben muss. Ich habe ungefähr einen Tag damit verbracht herauszufinden, welcher Kaffee nicht nur möglichst »bio«, sondern auch möglichst »fair« in der Herstellung ist – um am Ende erklärt zu bekommen, dass es ihn nicht gebe, weil er ja nicht hier wachse, also immer transportiert werden müsse, was eine »echte« Nachhaltigkeit ausschließe.

Korrekt verhalte ich mich nur, wenn ich Getreidekaffee aus Brandenburg trinke, der auf Eselskarren nach Berlin gebracht wird. Alles andere ist nicht im grünen Bereich, also je nachdem, wie man den grünen Bereich definiert, und da beginnt das Problem: weil bei allem, was ich tue oder vermeide, es immer noch ein Stück besser, nachhaltiger oder sonst was geht. Wir reden schon lange nicht mehr über das Offensichtliche: also weniger oder kein Fleisch, nicht fliegen und nicht bei Amazon kaufen, teilen, statt zu besitzen und so weiter. Diese neuen Gebote hat ja schon fast jeder drauf, zumindest rhetorisch. Wir reden über die permanente Optimierung im Wettbewerb, das ständige schlechte Gewissen und das Besserwissen, den permanenten Zeigefinger und das ewige Ungenügen.

Wir reden über ein vergiftetes Klima, und damit meine ich auch das zwischenmenschliche. Ich weiß, es ist gut, wenn eine soziale Kontrolle eine staatliche ersetzt, wenn eine Gesellschaft mit sich in den Dialog kommt darüber, wie sie leben will – oder muss. Also reden alle übers Wetter. Wie schon immer – nur anders: Wir halten uns permanent gegenseitig vor, wie ungenügend wir sind, das führt zu einer ganz anderen Art von Radikalisierung, als wir brauchen: Minderwertigkeitskomplexen und Ablehnung. Vor dieser grünen Wand entstehen zugleich neue Big Player. Edeka und der WWF streiten vereint gegen Plastikmüll. Ich frage mich da immer, wer hier nun von wem profitiert beim Imagetransfer.

Mein Sohn hat mal für den WWF gearbeitet. Es war sein erster Schülerjob. Er hatte den Job eigentlich weder gesucht, noch hatte er sich beworben, er wurde auf der Straße rekrutiert. Der WWF hat Konjunktur und wächst und wächst, man sucht Leute, die auf der Straße Spenden und Mitglieder werben. Das heißt nur anders: Man bekommt Fotos gezeigt von bedrohten Arten und kann Patenschaften übernehmen.

Der WWF sind die Tierschützer mit dem süßen Panda im Logo. Eine weltweite Marke. Es gibt in Deutschland Pandas nur im Zoo. Aber sehr viele frei laufende Menschen mit einem grünen Gewissen.

Als WWF-Werber bekam man einen guten Stundenlohn plus Provision. Man wurde darin geschult, wie man Menschen anspricht und zum WWF-Stand lotst; sind sie erst mal dort, traut sich kaum noch einer, ohne Patenschaft weiterzugehen. Moderner Ablasshandel für Schuldgefühle, eine Drückerkolonne für den Planeten.

Ursprünglich wollte mein Sohn sich bei den »Roten Nasen« bewerben, das sind Clowns, die in Krankenhäusern für Kinder spielen. Aber die haben keine Konjunktur. Würden sie versprechen, vor jedem Krankenhaus einen Baum zu pflanzen, sie wären sicher wieder im Geschäft.

Man kann, zumindest in Berlin, an den Werbeständen vor den großen Bahnhöfen ablesen, welches Angst-Gewissen-Thema, gerade Konjunktur hat: Flucht oder Umwelt? Hunger oder Menschenrechte? Krebs oder Corona?

Einem WWF-Werber drückte ich mal kommentarlos hundert Gramm Schinken aus dem Edeka-Kühlregal in die Hand, eingeschweißt in Plastik – mit WWF-Logo. Immerhin: Es war kein Panda-Schinken.

Ich weiß, das klingt böse und zynisch, und ich weiß auch, nichts davon darf Ausrede sein, um nicht alles zu versuchen, unsere Erde zu retten. Aber diese Beobachtungen sind ein Teil der Erkenntnis, warum mich so undefiniertes Unbehagen begleitet, warum ich mir immer noch selbst im Weg stehe bei dem Versuch, möglichst CO_2-neutral zu leben.

Ich nähere mich dem Kern meines Problems, aber vorher muss ich noch etwas klarstellen: Was diesen Plastikscheiß angeht – ich glaube einfach nicht mehr an Vernunft, Aufklärung, den Wandel durch den Verbraucher. Es ist so unfassbar omnipräsent, auch im Bioladen. Sosehr ich mich auch bemühe, ich schaffe es einfach nicht, ich komme am Plastik nicht vorbei. Wir haben immer noch jedes Wochenende einen großen gelben Sack voll. Warum nur?

Wir haben Mehrwegdosen für Eier, für Wurst, Käse, Müsli, wir kaufen einmal pro Woche auf dem Markt ein und bringen alle Beutel und Taschen mit, jedes Familienmitglied hat seinen Mehrwegbecher für unterwegs. Selbst beim Bäcker verzichte ich auf deren Papiertüte und bringe meinen Leinenbeutel mit.

Woran scheitert es? Oft einfach daran, dass ich die Mehrwegverpackungen nicht dabeihabe, wenn ich sie brauche. Wir kaufen zwar konzentriert ein, also einmal pro Woche im großen Stil und vorausschauend, aber wir sind eine siebenköpfige Familie, irgendwas fehlt immer, irgendwas muss immer noch mal besorgt werden – und zwar zwischendurch: auf dem Weg von der Arbeit oder dorthin, zur (Musik-)Schule, zur Kita oder zum Sport.

Und natürlich hat man dann in acht von zehn Fällen die Mehrwegverpackungen gerade nicht dabei, auch die Tragebeutel nicht. Und dann heißt es: noch mehr Mehrwegverpackungen vor Ort kaufen (und transportieren können) – oder sündigen. Ich entscheide mich mal so, mal so, beides ist ressourcentechnisch falsch, der Mittelweg übrigens auch. Ich ersticke mittlerweile in Jutebeuteln und Mehrwegverpackungen, aber weiterhin auch in Plastik. Das Mehrweggebot kollidiert nebenbei auch, zumindest bei unseren Mengen, mit dem Autoverbot.

Ich habe drei Becher für den Kaffee unterwegs, einer davon aus Bambus, der, wie ich inzwischen weiß, ja auch nicht so toll sein soll. Ein Becher steht zu Hause, einer im Büro und einer möglichst in der Fahrradtasche – und wie magisch sind alle drei aber oft immer wieder an einem Ort vereint und langweilen sich und sind fast nie dort, wo ich sie gerade brauche.

Wir haben Trinkhalme aus Glas angeschafft, die Verpackung verspricht, ich würde damit 80 000 Plastikhalme im Laufe des Lebens einsparen, das hat mich beeindruckt. Und mir ist viel zu spät aufgefallen, dass ich natürlich niemals im Leben 80 000 Plastikhalme gebrauchen werde. Der Kauf war trotzdem hellsichtig, inzwischen sind Plastikhalme ja verboten. Als Kinder haben wir übrigens immer die langen Makkaroninudeln benutzt, hätte ich auch früher drauf kommen können, fiel mir aber erst wieder ein, als unser Eisverkäufer Ronni die Makkaroni zum Milchshake einführte. Weniger aus Überzeugung, eher um den veritablen Beschimpfungen der Mütter zu entgehen, die dann entrüstet im SUV zur nächsten Eisdiele weiterfuhren und in der Kita-WhatsApp-Gruppe zum Boykott der Plastikeisdiele aufriefen.

Was den Plastikwahn angeht: Bitte, liebe Politik, nehmt uns diese Last ab, verbietet Plastik einfach, ein für alle Mal, ich bin überzeugt, Handel und Verbraucher wären sogar dankbar, würden aufatmen. Die Erde auch. Klare Verhältnisse. Wartet nicht auf den Wandel, zieht die Reißleine. Das hat beim Rauchen doch anfangs auch keiner geglaubt: ein Verhalten per Dekret zu verbannen? Und ist jetzt undenkbar: Rauchen im Zug zum Beispiel. Ich glaube, das ist so ein Fall, in dem wir Autokratie in der Demokratie als Befreiung empfinden.

Das Fliegen zu verbieten hingegen, würde vermutlich schwerer. Ist Mobilität ein Menschenrecht? Der Staat sollte mir nicht vorschreiben dürfen, wohin – und wie – ich mich bewege. Er kann es aber mitsteuern – mit Steuern. Denn es ist natürlich kein Menschenrecht, möglichst günstig nach Thailand oder Spanien zu fliegen, zumindest nicht unter den aktuellen Brennstoffbedingungen. Das ist Luxus der Moderne, subventionierter Wahnsinn westlichen Wohlstands. Amüsiert bin ich von dem Argument der Flugflottenverteidiger, es trage zur Völkerverständigung und damit zum Frieden in der Welt bei. Meinem Eindruck nach grassiert gerade in den Viel- und Billigflieger-Wohlstandsländern zur Zeit ein neuer, egoistischer Nationalismus – oder sind die einfach alle noch nicht genug geflogen? Könnte ein ordentliches Miles-and-More-Programm Europas Frieden retten?

In meinem engsten Umfeld gibt es Menschen, die kaufen mit geerbtem Geld Grund in Europa, um es nach den Prinzipien der Permakultur zu bewirtschaften (Permakultur ist in der Biobewegung im Moment das, was Achtsamkeit in der Bewusstseinsindustrie ist: das große Ding). Sie nennen es ein »ökosoziales« Projekt. Wie die dahinkommen? Ja, genau, mit dem Flugzeug, mehrmals im Jahr, um ihr »ökosoziales« Projekt zu pflegen. Finde den Fehler! Unter anderem weil ich mich aber weigere, so was als »ökosozial« zu bezeichnen, sondern für ein Wohlfühl- oder Liebhaberprojekt verwöhnter Wohlstandseinzelkinder halte, wurde ich im besten AfD-Deutsch als »Lügenjournalist« und »Lügner« bezeichnet. Es sind geistige Tiefflüge, die sich nur noch mit zu hohem Ken-Jebsen-Konsum erklären lassen.

Es ist nur eine, wenn auch unschöne Episode, aber sie steht stellvertretend für Radikalisierung der Sprache und des Denkens jener, die sich für gut, genauer gesagt: besser halten – aber sich längst argumentativ aus dem grünen Bereich verabschiedet haben. Warum ist das so? Der Druck – und auch der Hang zur Selbstdarstellung – im Umweltthema ist zu groß geworden. Für fast nichts kriegt man zurzeit mehr Likes, als wenn man sich mit einem spontanen oder inszenierten Wutausbruch auf Facebook schützend vor Greta Thunberg wirft. Es gibt andererseits fast nichts mehr, was ich im Alltag sagen oder tun kann, ohne dass mir jemand oder auch ich selbst vorrechne, was es für das Klima bedeutet. Und: dass es nicht reicht. Egal, was ich tue. Ich weiß, ich kenne das Argument, dass die Radikalität nötig sei, um den Schalter noch rechtzeitig umzulegen. Ich fürchte, die Radikalität führt dazu, dass wir den Schalter nicht umlegen, zumindest nicht freiwillig. Ich laufe nur noch rum wie ein Mängelexemplar, ich fühle mich permanent schuldig, egal, wie sehr ich mich bemühe, egal, ob ich auf Fleisch, Auto, Fliegen verzichte, am Abend zeigt mein CO_2-Rechner mir dennoch, dass ich ein Mörder bin. Und dabei gehöre ich noch zu den Privilegierten mit hohem Einkommen, die Biofleisch kaufen können oder ein Elektroauto (das aber auch keine wirklich gute Energiebilanz hat) und in der Großstadt ausreichend alternative Verkehrsmittel finden. Und doch: Genug ist nicht genug.

All das wäre noch mit Vernunft und Psychologie in mein Leben zu integrieren, weil ja tatsächlich auch ganz viel Notwendiges und Psychologisches drinsteckt. Ich muss es nur verstehen. Aber tatsächlich gelingt es mir nicht, weil die grüne Bewegung – und damit komme ich zum eigentlichen Punkt, warum es mir so schwerfällt, dauerhaft radikal klimakonform zu sein – religiöse Züge angenommen hat. Das ist radikal subjektiv, und ich bin da sicher überempfindlich wegen einer Überdosis Katholizismus in meiner Kindheit, aber dieser Gedanke war der einzige, unter dem ich alle Empfindungen zusammenfassen konnte.

Wie im Katholizismus lebe ich jetzt wieder mit dem Grundgefühl der Schuld, ein Mensch zu sein mit Erbsünde, schon vom ersten Atemzug an. Für den Rest meines Lebens arbeite ich mich an dieser Schuld ab, sonst lande ich in der Hölle. Das Schuldprinzip ist die Basis der Macht. Und des Erfolgs. Und deshalb wird diese Schuld nie beglichen, es wird nie gut, nie genügen, was ich tue. Ich erkenne so vieles wieder, den missionarischen Eifer, die Vertreter der reinen Lehre, die unfehlbaren Instanzen, die Predigten der Gebote, die Drohung mit der Apokalypse, Inquisition und Kreuzzug, kindliche Heiligenverehrung, Buße und Umkehr, den Teufel als Gegner, der moralische Druck bis in den letzten und intimsten Winkel meines Lebens: Bekenne oder brenne!

Aufgefallen ist mir das erstmals bei der großen »Fridays for Future«-Demo. Meine Kinder und ich sind relativ Demo-erfahren, beruflich und privat. Wir waren schon gegen Pegida unterwegs und für das Recht, auf unserem Balkon für Passanten Musik zu machen. Aber diese Demo war anders. Da war ein Leuchten in den Gesichtern, das was von Erlösung hatte, als Teil einer großen Glaubensgemeinschaft, die eigentlich nur eines weiß: Wir sind die Guten. Ihr seid die Bösen.

Als ich meine Tochter von der Schule abholte, um zu streiken, sagte die Lehrerin nicht: Das verstößt gegen das Schulgesetz. Sie sagte: »Ach, ich wäre so gerne dabei.« Es fühlte sich dann nicht mehr an wie ein Streik, eher wie eine Pflichtexkursion, bei der das originellste Plakat prämiert wird (meine Favoriten: »Grünkohl statt Braunkohle« und »Fetischisten for Friday«). Vor dem Brandenburger Tor war ein Galgen errichtet, drei junge Menschen stellten sich mit einem Strick um den Hals auf einen schmelzenden Eisblock. Meine damals Neunjährige war nachhaltig irritiert. Ich versuchte ihr zu erklären, dass die nicht wirklich hängen, dass es ein zwar drastisches, aber eben nur ein Symbol sei. Sie fand das dennoch beängstigend. Vermutlich ging es ihr wie mir in dem Alter beim Anblick des gekreuzigten Jesus, über den mir immer gesagt wurde, er habe das gemacht, um mich zu erlösen. Habe ich nie kapiert; hätte er mich gefragt, ich hätte gesagt: Lass es, bitte nicht für mich. Wie soll ich das denn je wiedergutmachen?

Im grünen Bereich sind wir bereits so übersensibilisiert, dass wir in einen ständigen Überbietungs- und Belehrungswettbewerb geraten sind. Wird's dadurch grüner? Schaut man in die Onlinekommentarspalten, wenn zum Beispiel eine Biolebensmittelkette dazu aufruft, weniger zu kaufen (genialer Zug, in jedem Sinne) – dann wird einem angst und bange angesichts der Rhetorik, übrigens nicht nur der Spötter, auch der Fans. Selbst die Discounter handeln nicht nur mit »Bio«, die Produktlinien heißen in ihren absurden Steigerungsformen inzwischen »Bio Bio« oder »Gut Bio«. »Bio« reicht nicht mehr. Ist zu wenig. Schuldig, auf immer. Bio Bio? Ballaballa.

Mir ist klar: Wir haben es übertrieben, maßlos. Vor allem wir westlichen Wohlstandsmenschen. Also ich. Aber wir haben auch die Wind- und Sonnenkraft auf den Weg gebracht, den Wald doch schon mal gerettet, wir pflanzen Bäume um die Wette, wir haben das Ozonloch geflickt, Armut trotz wachsender Bevölkerung reduziert, Greta über den Atlantik begleitet, den Atomausstieg beschlossen, experimentieren längst mit Fleischersatz und Umsiedlung auf den Mars – und wir haben Robert Habeck erfunden.

Ich bin nach wie vor Anhänger einer arbeitsteiligen und auch industrialisierten Gesellschaft, finde es zum Beispiel unter energetischen, zeitlichen, finanziellen und ökologischen Gesichtspunkten sinnvoller, wenn ein Bäcker täglich hundert Brote backt statt hundert Familien ein Brot.

Haben wir tatsächlich nur noch die Wahl zwischen grüner Revolution oder Tod? Schlimmer noch: Glaube oder Tod? Sind Transformation, Aufklärung, neue Technologien, Wandel durch Annäherung, mehr Ökologie wagen, Anpassung und, ja, eben auch Verzicht – keine Alternative mehr? Arbeiten Demokratie und Wissenschaft schlicht zu langsam, um noch auf sie bauen zu können? Wie viel Autokratie im grünen Sinne halten wir aus? Und die Mutter aller Fragen: Haben wir uns als Spezies schlicht überlebt? Ist das hier nur noch ein Abschiedstanz am selbst geschaufelten Grab? Das sind keine Fragen, die ich allein zu Hause am Küchentisch beim Möhrenschälen beantworten kann. Ich weiß aber, dass mein Möhrenschälen ein Puzzleteil der Antwort ist und meine pure Existenz ein großer Teil des Problems. Ich weiß, dass ich Macht habe als Verbraucher, aber ich lasse Politik und Forschung deshalb nicht aus der Verantwortung (Religionen übrigens auch nicht).

Ich lasse auch nicht zu, dass mich noch mal eine Glaubensform mittels Schuldgefühl und Heilsversprechen knechtet. Ich wünschte, wir bekämen Glauben und Vernunft, Wissenschaft und Religion, Eifer und Geduld, Moral und Schwäche, Versuch und Irrtum, individuelle und politische Verantwortung an einen Tisch. Und weil uns die Zeit davonläuft, liegt in der Mitte des Tisches dann der geladene Revolver. Nur so als Mahnung, vorläufig.

»Wer zufrieden ist, konsumiert weniger«

Der Umweltpsychologe Marcel Hunecke erklärt, warum Achtsamkeit und Genuss nicht nur glücklicher machen, sondern auch die individuelle Ökobilanz verbessern.

Ein Interview von Anne Otto

SPIEGEL: Herr Hunecke, Achtsamkeit erhöht die Wahrscheinlichkeit für nachhaltiges Verhalten, das zeigen neue Studien. Anders gesagt: Wird durch regelmäßige Atemübungen das Mülltrennen leichter?

Hunecke: Ein so direkter Zusammenhang besteht natürlich nicht. Es ist eher so, dass bestimmte psychische Kraftquellen indirekt einen Einfluss auf umweltfreundliches Verhalten haben. Achtsamkeit ist nur eine dieser wichtigen psychischen Ressourcen. Sie befähigt Menschen dazu, im Moment präsent zu sein, Gedanken und Gefühle bewusst wahrzunehmen. Um in diese innere Ruhe zu finden, helfen beispielsweise Atemübungen. Im Hamsterrad, wenn man viele Aufgaben gleichzeitig erledigt, dauernd Informationen aufsaugt, ständig an digitalen Geräten hängt, kommt man dagegen in einen Modus, in dem man nur noch funktioniert. Für sinnhaftes Handeln ist keine Zeit. Dann fliegt der Pizzakarton in den Restmüll, weil es das Einfachste zu sein scheint. An eine Reflexion des eigenen Handelns ist nicht mehr zu denken.

SPIEGEL: Was nützt es der Umwelt, wenn Menschen mehr Zeit zum Reflektieren haben?

Hunecke: Wenn ich mein Leben so gestalte, dass ich Raum dafür habe, über Sinn nachzudenken, wenn ich dem nachspüre, was für mich wichtig ist, dann ist die Wahrscheinlichkeit hoch, dass ich auch über Werte und Ziele nachdenke, die eine soziale oder transzendente Dimension haben. Man verbindet sich mit anderen, sieht es als wichtig an, für Mitmenschen, die Welt oder zukünftige Generationen zu sorgen. All das begünstigt nachhaltiges Verhalten. Das Üben von Achtsamkeit ist eine Voraussetzung – sie selbst stiftet aber noch keinen Sinn. Doch man sollte Achtsamkeit in ihrer Wirkung nicht unterschätzen. Sie verringert beispielsweise nachweislich ein materialistisch motiviertes Handeln.

SPIEGEL: Und fördert zum Beispiel bewussten Konsumverzicht.

Hunecke: Gerade wenn man über eine Änderung des Konsumverhaltens spricht, schwingt leider meist das unangenehme Gefühl einer Verpflichtung mit. Deshalb ist es wichtig, dass Menschen die Erfahrung machen, dass Zufriedenheit und subjektives Wohlbefinden oft aus Quellen kommen, die mit Konsum gar nichts zu tun haben. Zeitwohlstand, Verbindung mit anderen, Selbstakzeptanz und andere psychische Faktoren führen viel eher dazu, dass Menschen sich wohlfühlen und zufrieden sind. Wer das weiß, kann Konsumangebote leichter hinterfragen und Kaufreflexe reduzieren. Doch selbstverständlich ist das nicht. Jeder kennt etwa den Spruch »Geld macht nicht glücklich«, doch wir glauben es nicht wirklich. Denn die kulturelle Tiefenströmung, die uns stark beeinflusst, ist eine andere: Das zentrale Versprechen der Moderne besagt, dass wir durch Konsum und materielles Wachstum mehr Glück erlangen.

SPIEGEL: Und das stimmt nicht? Es ist schließlich angenehm, sich bestimmte Dinge leisten zu können.

Hunecke: Bis zu einem bestimmten Level sind wirtschaftliches Wachstum und persönlicher Wohlstand wichtig fürs Wohlbefinden, das belegen Studien. Doch für Menschen in wohlhabenden, hoch industrialisierten Ländern liegt eine große zusätzliche Chance darin, ein glückliches Leben nicht durch einen Zuwachs an Gütern zu erreichen, sondern durch persönliches Wachstum. Langfristig kann man dann auch angemessener auf die gegenwärtigen Herausforderungen reagieren. Die Erde befindet sich in einem menschengemachten dynamischen Klimawandel, den wir nur aufhalten können, wenn wir alle bereit werden für eine Postwachstumsgesellschaft.

SPIEGEL: Haben Sie auch Soforttipps, mit denen wir die Klimakrise positiv beeinflussen können?

Hunecke: Durchaus. Es gibt ein paar wenige Empfehlungen, die viel verändern können, wenn jeder sie umsetzen würde: weniger Fleisch essen, weniger Flugreisen, zu einem Ökostromanbieter wechseln, zu einer ökologischen Bank wechseln, saisonal und regional einkaufen, Wege unter drei Kilometern mit dem Rad oder zu Fuß erledigen. Wenn das alle tun würden, könnte sich viel verändern. Es ist aber anders:

Obwohl die meisten Menschen wissen, was wirksame Veränderungen wären, handeln viele nicht danach. Im hektischen Alltag geht das unter. Deshalb ist die Stabilisierung der psychischen Ressourcen so wichtig, selbst wenn sich ihre Wirkung auf die Umwelt langsamer entfaltet als die reinen Sofortmaßnahmen.

SPIEGEL: Sie nennen sechs Ressourcen, die dazu beitragen, dass Menschen sich mehr zur Nachhaltigkeit bekennen, neben Achtsamkeit und der Konstruktion von Sinn ist beispielsweise auch Genuss wichtig. Wieso?

Hunecke: Die Fähigkeit zum Genuss wird in der Psychologie oft in Stresspräventionstrainings geübt. Wer genießen kann, wird ruhiger, bewusster und aufmerksamer. Die ganze Slow-Food-Bewegung baut auf dieser Idee auf. Selbst kochen, langsam essen, bewusst essen, die gute Qualität regionaler und saisonaler Produkte genießen. Man kann Quantitäten durch Qualität ersetzen und dadurch weniger und bewusster konsumieren. Das bewirkt schon eine Menge. Bioäpfel schmecken besser. Fair gehandelte Kleidung hat eine bessere Verarbeitung und hält länger.

SPIEGEL: Das bedeutet ja immer noch Konsum – nur eben in Grün?

Hunecke: Die Tiefenströmung des Materialismus ist tatsächlich so stark, dass man sich immer wieder fragen muss, ob man sein eigenes Konsumverhalten nur verlagert. Auch die Frage, welche Bioanbieter und Ökolabels vor allem Greenwashing betreiben, stellt sich. Wenn man kritisch nachfragt, merkt man aber schnell, welche Produzenten es ernst meinen. Hier zeigt sich allerdings ein wichtiger Punkt: Genuss allein hilft noch nicht. Die psychischen Ressourcen, zu denen wir forschen, bilden ein Netzwerk, jede davon ist auf ihre Art wichtig. Erst wenn der Genuss eingebettet ist in die Fähigkeit, Sinn zu konstruieren, achtsam zu sein und sich selbst zu akzeptieren, entfaltet sich die Wirkung. Man kann zwar beim Genuss anfangen, wenn einem das leichtfällt – schließlich ist aller Anfang schwer. Aber es ist ratsam, sich dann nach und nach auch mit den anderen Ressourcen zu beschäftigen.

SPIEGEL: Die Fridays-for-Future-Bewegung hat in den vergangenen beiden Jahren sehr viele Anhänger gerade bei Jüngeren gefunden. Liegt das allein an den politischen Zielen, die propagiert werden?

Hunecke: Ich glaube, das Erlebnis von Solidarität ist hier sehr wichtig. Man kann individuell alles Mögliche machen, aber das kollektive Handeln hat noch mal eine besondere Kraft und gibt ein Gefühl von Macht. Viele Jugendliche haben genau das erlebt: Wir gehen auf die Straße, das wird gesehen, wir sind viele, wir tun was fürs Klima. Jetzt ist natürlich die Frage: Was bleibt davon? Was passiert, wenn die Bewegung bröckelt oder sich die Köpfe arrivierten Parteien anschließen? Viele Menschen, die ausschließlich auf Solidarität setzen, sind irgendwann frustriert und enttäuscht. Die Kraft, die eine Verbundenheit mit anderen uns geben kann, verpufft, wenn sie nicht auch mit anderen psychischen Ressourcen verbunden bleibt. Wenn der Fokus zu sehr auf Solidarität liegt, besteht die Gefahr, dass immer größere Ziele ausgerufen werden, um die Gruppe zu stärken. Dann heißt es, wir retten die Welt mit dem, was wir tun. Das ist problematisch. Dem Anspruch, der dann entsteht, wird man nicht gerecht werden können.

SPIEGEL: Aber geht es nicht tatsächlich ums Ganze, wenn man sich für Nachhaltigkeit einsetzt?

Hunecke: Die Blickrichtung, Großes bewirken und die Welt retten zu wollen, ist verständlich, kann aber lähmen. Viele Menschen sagen in der Nachhaltigkeitsdebatte: »Es ist alles so wichtig, aber ich allein kann ja nichts ändern.« Meine Einstellung ist: Doch! Jeder kann viel tun. Es hilft, wenn jeder Einzelne ermutigt wird, sich für Umweltfragen zu interessieren. Den Studierenden sage ich oft: »Solange die Richtung stimmt, ist das schon ein Gewinn.« Mit dieser Grundhaltung kommt man weiter. Sie fördert das Gefühl, etwas bewirken zu können – und das wiederum erhöht die Motivation, auch entsprechend zu handeln.

SPIEGEL: Es gibt leider auch die ganz alltäglichen Hindernisse, die unsere Motivation zu nachhaltigem Verhalten sinken lassen. Ich bin heute etwa mit dem Auto zu einem Termin gefahren und nicht wie üblich mit dem Rad, weil es regnete. Wie hätte ich mich dazu bringen können, doch aufs Rad zu steigen?

Hunecke: Auch hier ist das Gefühl von Selbstwirksamkeit wichtig: die kleinen Schritte würdigen, die man tut, statt verzweifeln, wenn man es mal nicht tut. Und trotzdem jeden Tag neu und genau schauen, was man tun könnte. Das macht etwa die Umweltbildung, die Menschen zeigt, wie sie mehr Motivation für nachhaltigeres Verhalten aufbauen. Etwa indem man sich Hindernisse anschaut wie »Was tun, wenn es regnet?« und dann aktiv Ideen entwickelt, wie man es über die Hürden schafft.

SPIEGEL: Was halten Sie von solchen Verhaltens- und Bildungsprogrammen?

Hunecke: Natürlich ist es sinnvoll, nachhaltiges Verhalten gezielt zu planen und sich zu motivieren. Und es wirkt auch. Ein Programm, das vor allem bei Kampagnen häufig erfolgreich eingesetzt wird, kommt beispielsweise ursprünglich aus der Raucherentwöhnung. Personen werden informiert, lernen dort Vor- und Nachteile ihres Verhaltens kennen, bauen persönliche Motivationen auf, etwas zu ändern. Die Sache ist bloß die: Wenn es um das Thema Rauchfreiheit geht oder um andere persönliche Veränderungen des Gesundheitsverhaltens, hat das Gelingen oder Scheitern für die einzelne Person starke positive oder negativen Konsequenzen. Weil das für den Einzelnen so wichtig ist, ist die Motivation sehr stark, man plant gezielt, arbeitet jeden Tag daran oder gibt sogar Geld für einen Dienstleister aus, der das für einen übernimmt, zum Beispiel ein Training zum Rauchstopp. Mit der Umwelt ist es anders. Die direkt spürbaren Konsequenzen sind für den Einzelnen zunächst sehr gering. So kommt es, dass jeder ein bisschen was für die Umwelt tun will, aber der Wunsch ist häufig nicht stark genug. Man verfolgt das Ziel nicht konsequent, tut nur das, was ganz leichtfällt.

SPIEGEL: Die Auswirkungen des Klimawandels sind in unserem Alltag mittlerweile allerdings spürbarer. Und aus anderen Kontinenten erreichen uns beängstigende Nachrichten über riesige Waldbrände, starke Wirbelstürme und andere Katastrophen. Führt diese Dramatik dazu, dass mehr Menschen nachhaltiger leben?

Hunecke: Horrornachrichten motivieren nicht, sondern Menschen fühlen sich ohnmächtig, haben das Gefühl, sie können nichts tun, es sei eh zu spät. Dann setzen Verdrängungsprozesse ein! Dennoch ist eine gewisse Risikokommunikation wichtig: Dass man die negativen Folgen des Klimawandels oder des Rauchens kennt, ist eine Voraussetzung dafür, dass man das Thema überhaupt auf die Agenda nimmt. Dass Teile der Klimaveränderung hier mittlerweile wahrnehmbar sind, ist sehr bedauerlich, aber wichtig, damit Menschen persönlich betroffen sind und sich aufgerufen fühlen zu agieren. Auch wenn wir im heißen Sommer abends lange draußen sitzen können, wenn wir im Winter keine kalten Füße bekommen und der Wein besser gedeiht: Wenn Menschen merken, dass sich etwas verändert, werden sie eher aktiv. Wir sind einfach besser darin, Schäden zu beheben und Probleme zu lösen, die bereits aufgetreten sind, als vorausschauend eine solche Dynamik erst gar nicht entstehen zu lassen.

SPIEGEL: Wie könnte sich die Motivation bei möglichst vielen Menschen erhöhen, nachhaltiger zu handeln, bevor es buchstäblich vor ihrer Haustür brennt?

Hunecke: Ich bin davon überzeugt und sehe das auch in Studienergebnissen, dass es wirklich wichtig wäre, die psychischen Ressourcen, durch die eine nachhaltige Haltung gestärkt wird, in der Gesellschaft noch viel mehr und auf allen Ebenen zu etablieren – letztlich überall dort, wo Menschen miteinander interagieren und kommunizieren. Lohnende Settings sind Schulen, Hochschulen, Unternehmen, NGOs, kommunale Verwaltungen und Stadtquartiere. Fast jeder arbeitet oder engagiert sich in einer Organisation, jeder hat mit Institutionen zu tun. Dort kann man dabei mitwirken, dass ein Umdenken beginnt.

SPIEGEL: Sie arbeiten im Bildungsbereich. Was tun Sie konkret an der Uni, um die wichtigen psychischen Ressourcen zu stärken?

Hunecke: Zum einen versuche ich, in Lehrveranstaltungen ein Klima der Achtsamkeit zu schaffen. Das heißt nicht, dass wir dort meditieren. Aber es ist wichtig, dass es nicht zu hektisch wird, nicht zu viele Medien eingesetzt werden, dass Ruhephasen zugelassen werden, dass man Raum für Fragen hat oder Irritationen, dass man mit diesen aber auch besonnen umgeht. Noch wichtiger finde ich es, im Alltag der Studierenden wieder mehr Raum für das Warum zu bieten – also für das Konstruieren von Sinn und Selbstverantwortlichkeit. Es geht um Fragen wie: Für wen studiere ich? Für mich, für andere, für niemanden? Warum ist mir jenes wichtig und dieses nicht? Das reine Abarbeiten von Lehrplänen hat in den vergangenen 20 Jahren an den Universitäten stark zugenommen. Häufig bitten mich Studierende, ihnen zu sagen, was sie tun sollen, um nötige Creditpoints zu bekommen. Dann antworte ich: »Überleg dir auch, welche Creditpoints du wirklich willst und warum.« Nach einer kurzen Irritation erleben Studierende diese Rückfrage oft als hilfreich. Die Reflexion führt dazu, dass man wieder einen Sinn herstellt, dass die Frage nach dem Sinn überhaupt eine Relevanz bekommt. Das zu fördern, finde ich entscheidend.

Buchtipp: Als Professor für Allgemeine Psychologie, Organisationspsychologie und Umweltpsychologie an der Fachhochschule Dortmund forscht Marcel Hunecke seit Jahrzehnten zu Nachhaltigkeitsthemen. Sein Buch *Psychologie der Nachhaltigkeit. Psychische Ressourcen für Postwachstumsgesellschaften* ist im Oekom-Verlag erschienen.

Der Gutes-Gewissen-Stempel

Nachhaltigkeitssiegel stehen für die Einhaltung verschiedener sozialer, ökonomischer und ökologischer Standards, wobei diese bei jedem Siegel anders definiert werden. Nicht alle Standards der Nachhaltigkeitssiegel sind daher gleichermaßen gut. Diesen können Sie trauen.

Fairtrade: Das wohl bekannteste unter den Fairnesssiegeln. 2,04 Milliarden Euro gaben Verbraucher 2019 für Produkte mit dem Fairtrade-Siegel aus. Zu den Produkten gehören vor allem Lebensmittel, aber auch Blumen oder Kosmetik. Rund 1,7 Millionen Erzeuger in 75 Anbauländern arbeiten derzeit mit Fairtrade zusammen. Neben diversen Fairtrade-Produktsiegeln werden auch Rohstoffsiegel vergeben. Zum Standard des Nachhaltigkeitssiegels von Fairtrade gehören Mindestpreise und Prämien für Produzenten sowie das Verbot von Gentechnik. Das allgemeine Fairtrade-Produktsiegel ziert ausschließlich Produkte, die aus 100 Prozent fair erzeugten und fair gehandelten Inhaltsstoffen bestehen. Dem Fairtrade-Label wird eine hohe Aussagekraft zugeschrieben, und die Wirksamkeit der Bemühungen der Labelorganisation wurde bereits in mehreren Studien belegt. Im Gegensatz zu Kennzeichen wie dem von Naturland müssen die Rohstoffe hier allerdings keine zertifizierte Bioqualität aufweisen.

Demeter: Hinter diesem Nachhaltigkeitssiegel steht der älteste Bioverband Deutschlands. Seit 1924 setzt sich Demeter e.V. für ökologisch-nachhaltige Landwirtschaft ein. 1700 Landwirte mit Demeter-Zertifizierung bewirtschaften heute ihre Felder biodynamisch beziehungsweise verwenden spezielle biologisch-dynamische Präparate, die die natürlichen Stoffwechselprozesse des Bodens unterstützen. Die Demeter-Landwirtschaft setzt Standards, die weit über die Vorgaben der EU-Öko-Verordnung hinausgehen, und gilt als die nachhaltigste Weise für die Bewirtschaftung von Land. Zu den vielen strengen Richtlinien des Kennzeichens gehören das Verbot von Pestiziden, vorgeschriebene Biodiversität, Einsatz von Biofutter, Verbot der Hybridzucht im Getreideanbau sowie die wesensgerechte Tierhaltung. Zertifizierte Produzenten müssen sich Kontrollen unterziehen und ihren Betrieb komplett auf biodynamische Arbeitsweise umstellen.

Naturland Fair: Das Siegel steht für Produkte, die nach Aspekten des ökologischen Anbaus, der sozialen Verantwortung und des fairen Handels erzeugt werden. Die Palette der Naturland-Fair-Produkte umfasst rund 650 Artikel, zu denen Lebensmittel wie Milch, Kaffee, Schokolade, Brot und Gewürze gehören. Für alle Naturland-Produkte ist die Biozertifizierung Pflicht – ebenso wie faire Erzeugerpreise, Prämienzahlungen und der vollständige Verzicht auf Gentechnik. Zertifizierte Erzeuger und Verarbeiter werden mindestens einmal im Jahr von unabhängiger Stelle kontrolliert. Naturland Fair gehört zu den Labeln mit den strengsten Kriterien und mit dem Fokus auf Umweltschutz. Auch die Stiftung Warentest hat sich bereits von der hohen Qualität des Naturland-Fair-Siegels überzeugen können und dieses zum Sieger im Nachhaltigkeitssiegel-Test gekürt.

Hand in Hand: Strenge Kriterien müssen zertifizierte Erzeuger oder Verarbeitungsunternehmen bei diesem Siegel erfüllen, hinter dem die Organisation Rapunzel Naturkost steht. Die zertifizierten Produkte vereinen Nachhaltigkeit mit fairem Handel – und aktuell tragen rund 600 vegetarische Naturkostprodukte das Kennzeichen: Kakao, Schokolade, Süßungsmittel, Nüsse, Trockenfrüchte und Backzutaten. Die wichtigsten Kriterien des Siegels sind Mindestpreise und Prämien für Partner, sichere und gesunde Arbeitsbedingungen sowie die Einhaltung ökologischer Leitlinien beim Anbau der Rohstoffe. Monoprodukte wie Kaffee müssen 100 Prozent zertifizierte Rohstoffe aufweisen, um dieses Nachhaltigkeitssiegel zu bekommen. Bei Mischprodukten wie Schokolade muss der Anteil bei mindestens 50 Prozent liegen.

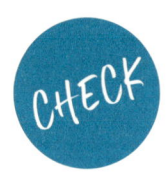

CHECK

Mit den folgenden Checklisten prüfen Sie Ihre persönlichen Stärken und Schwächen in Sachen Nachhaltigkeit. Noten gibt es aber keine.

Dogmatisch will er es nicht angehen. Gerd Michelsen, Professor für Nachhaltigkeitsforschung an der Leuphana-Universität Lüneburg, findet es wenig motivierend, wenn bestimmte ökologische Verhaltensweisen, etwa vegane Ernährung oder perfekte Mülltrennung, als Muss gelten. »Ein nachhaltiger Lebensstil im Alltag ist ein Prozess«, sagt Michelsen. Es gehe darum, sich stetig bewusst zu machen, in welchen Bereichen wir Ressourcen langfristig schützen wollen und müssen – und auf welches Verhalten wir dabei zurückgreifen wollen. »Wir handeln immer mit uns selbst aus, an welcher Stelle wir aktiv werden.« Michelsen hat die nachfolgenden Checklisten mitentwickelt. Mit diesen können Sie prüfen, wo Sie bereits umweltbewusst handeln, wo Ihre »blinden Flecken« sind – und mit welchen einfachen Veränderungen Sie Ihre Ökobilanz verbessern.

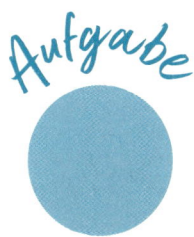

Aufgabe

Beantworten Sie die Aussagen auf den folgenden Listen mit »Ja« oder »Nein«. Wenn Sie sich nicht sicher sind, wählen Sie die Antwort, die eher passt. Zählen Sie alle »Ja«-Antworten zusammen, und notieren Sie die Zahl im Extrakästchen. Die Auflösungen finden Sie im Anschluss an den Selbsttest. Am Ende des Checks finden Sie noch eine Anleitung für ein kurzes Fazit: Sie reflektieren dort, in wie vielen Alltagsbereichen Sie bereits auf den ökologischen Fußabdruck achten, und können entscheiden, ob Sie auf der richtigen Spur sind. Oder ob es an der Zeit ist, Ihre Haltung grundsätzlich zu überdenken und zu verändern.

1

Ja   Nein

Für Wege bis fünf Kilometer – oder mehr – nehme ich regelmäßig das Fahrrad.

Ich habe kein Auto, nutze Carsharing oder bilde mit anderen eine feste Fahrgemeinschaft.

Mit dem Zug fahre ich gern und viel – auch weite Strecken.

Wenn schon einen neuen Wagen, dann könnte ich mir in den nächsten Jahren den Kauf eines Elektroautos vorstellen.

Private Flugreisen mache ich. Aber sicher nicht jedes Jahr.

Öffentliche Verkehrsmittel nutze ich, wann und wo immer ich kann.

Ergebnis: _____ x Ja

2

	Ja	Nein

Immer mal wieder kaufe ich Dinge aus zweiter Hand und gebe auch selbst Ausgemustertes in den Secondhand-Kreislauf. ☐ ☐

Ich mache keine ziellosen und ausgedehnten Shoppingtouren in Geschäften oder im Internet. ☐ ☐

Ich entscheide mich mindestens zweimal im Jahr für Fairtrade-Kleidung oder Kleider von lokalen Schneidern und Designern. ☐ ☐

Ich kaufe grundsätzlich nicht bei Billigketten ein. ☐ ☐

Ob Wandfarbe oder Weintraube: Öko- und Biosiegel sind mir wichtig. ☐ ☐

Häufig überlege ich, wie es mir gelingen könnte, weniger Dinge anzuhäufen und nur Sachen zu kaufen, die ich wirklich brauche. ☐ ☐

Ergebnis: _____ x **Ja**

3

Ja Nein

Ich esse nicht mehr als zweimal pro Woche Fleisch. ☐ ☐

Obst und Gemüse kaufe ich regional und saisonal, ☐ ☐
beispielsweise im Winter keine Erdbeeren oder
Melonen aus Übersee.

Beim Discounter und in großen Supermärkten ☐ ☐
kaufe ich, wenn überhaupt, nur 10 bis 20 Prozent
meiner Lebensmittel ein.

Ich koche regelmäßig selbst. ☐ ☐

Wenn möglich, kaufe ich Bioprodukte. ☐ ☐

Die meisten Lebensmittel, die ich einkaufe, esse ich ☐ ☐
auch. Weggeworfen wird kaum etwas.

Ergebnis: _____ x **Ja**

4

Ich beziehe meinen Strom von einem Ökostrom- ☐ ☐
anbieter.

	Ja	Nein

Beim Kauf neuer Elektrogeräte schaue ich primär auf den Stromverbrauch. ☐ ☐

Ich verwende in meiner Wohnung Energiesparlampen. ☐ ☐

Zu Hause achte ich auf eine nicht zu hohe Raumtemperatur und, wenn möglich, auf gute Dämmung. ☐ ☐

Ich verwende Stand-by-Schalter, um Strom zu sparen. Lampen schalte ich aus, wenn ich einen Raum verlasse. ☐ ☐

Ich dusche nicht zu lange mit heißem Wasser und bade nur selten. ☐ ☐

Ergebnis: _____ x **Ja**

5

Beim Einkaufen achte ich darauf, dass ich Produkte mit wenig Plastikverpackung wähle. ☐ ☐

Ich gehe regelmäßig zum Altpapiercontainer, beschreibe Papier beidseitig. ☐ ☐

	Ja	Nein
Wenn Flaschen, dann Pfandflaschen.	☐	☐

Es gibt Dinge, die ich gar nicht mehr kaufe, etwa Waschmittel mit Mikroplastik, da das nicht herausgefiltert oder abgebaut wird. ☐ ☐

Meinen Müll trenne ich. ☐ ☐

Ich kaufe Gebrauchsgüter lieber hochwertig – und bringe kaputte Gegenstände auch mal zur Reparatur. ☐ ☐

Ergebnis: _____ x Ja

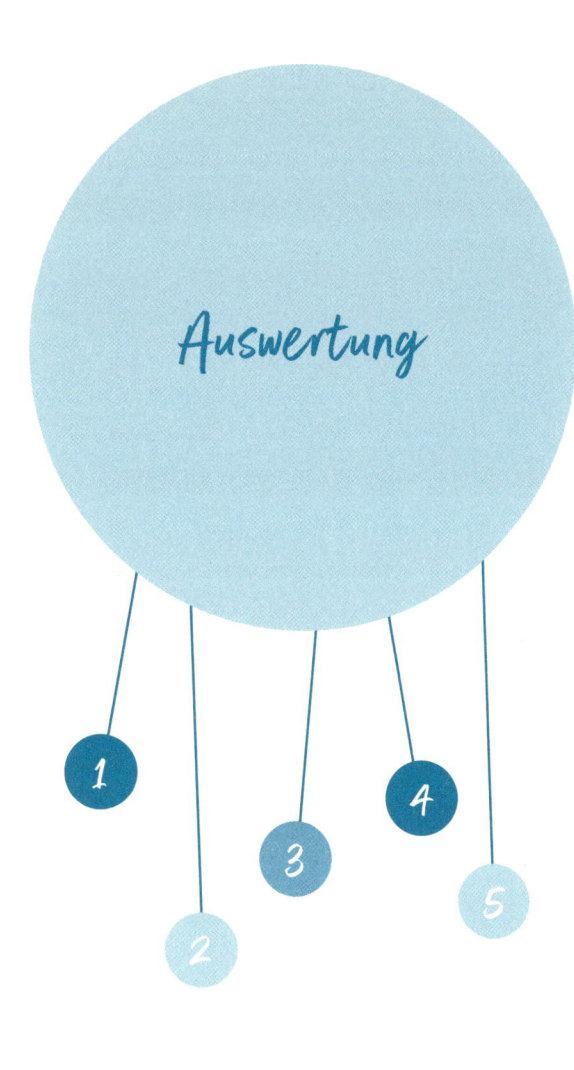

Auswertung

Mobilität: Wie umweltverträglich bewege ich mich?

Bis 2-mal »Ja«: Bisher bewegen Sie sich noch mit viel CO_2-Output. Sie könnten in diesem Bereich Kleinigkeiten ändern.

3- bis 4-mal »Ja«: Gut. Sie haben sich schon auf nachhaltige Formen der Mobilität eingestellt.

5- bis 6-mal »Ja«: Sie sind in Sachen Mobilität ein Umweltengel.

Und Action! Sie würden sich gern umweltverträglicher fortbewegen? Dann helfen wir Ihnen, auf Trab zu kommen. Falls Sie in dieser Liste eher mäßig abgeschnitten haben, sind Sie nicht allein: Nach Zahlen des Bundesumweltamts verfügten 2018 etwa 77 Prozent der privaten Haushalte über ein Auto, in jedem vierten Haushalt gab es sogar zwei oder mehr Autos. Diese werden regelmäßig genutzt. Hier ist also bei vielen Menschen noch Luft nach oben.

Soforttipp: Organisieren Sie Ihren Arbeitsweg zumindest an zwei Wochentagen umweltverträglich. Fahren Sie Rad, Bahn, Bus. Wenn das aus triftigen Gründen nicht geht: Fahren Sie zwei private Wege in der Woche, etwa zum Sportverein oder zum Einkaufen, mit Rad oder Bahn. Oder gehen Sie zu Fuß.

Langfristiger Tipp: Egal ob Sie allein, als Paar oder mit der Familie verreisen wollen: Planen Sie einen Wochenendtrip oder die nächste Ferienreise mit öffentlichen Verkehrsmitteln. Sie werden erstaunt sein, wie viele Ziele man gut ohne Auto erreicht. Unkompliziert mit der Bahn zu bereisen sind viele Großstädte, Natururlaub ohne Auto lässt sich gut in der Schweiz machen. Oder auf einer Nordseeinsel. Planen Sie schon jetzt, wie Sie anreisen wollen. Macht auch Spaß!

Konsum: Kaufe ich ökologisch bewusst ein?

Bis 2-mal »Ja«: Sie kaufen mit großer Wahrscheinlichkeit gern ein. Gerade deshalb ist nachhaltiger Konsum für Sie ein wichtiges Thema. Versuchen Sie, einen unserer Tipps umzusetzen.

3- bis 4-mal »Ja«: Sie denken beim Einkaufen häufig an die Nebenwirkungen für die Umwelt und handeln danach. Weiter so.

5- bis 6-mal »Ja«: Super, dass Sie schon so umweltbewusst konsumieren.

Und Action! Das Kaufverhalten hat sich hierzulande in den vergangenen Jahren gewandelt. Viele Menschen achten auf Biosiegel oder sind sich darüber im Klaren, was »faire« und was »schlechte« Waren sind. Unser blinder Fleck ist, dass wir weiterhin zu viel konsumieren, jede Mode mitmachen, jedes Elektrogadget kaufen wollen. Besser ist, sich zu fragen: Muss ich das wirklich haben?

Soforttipp: Bei Schnittblumen denken viele Konsumenten noch nicht über Nachhaltigkeit nach. Dabei werden sie oft unter katastrophalen Bedingungen in Afrika gezogen. Verzichten Sie ab jetzt auf Supermarktblumen. Wenn Sie doch mal einen Strauß schenken wollen – achten Sie auf Fairtrade-Siegel oder kaufen Sie, wenn die Jahreszeit es erlaubt, regional angebaute Blumen.

Langfristiger Tipp: Viele von uns kaufen emotionsgesteuert ein. Lustkäufe, weil wir uns belohnen oder einfach etwas Neues haben wollen, und Frustkäufe, weil wir uns aufheitern möchten, sind für viele Menschen Normalität. Versuchen Sie, an dieser Stelle anzusetzen. Verbieten Sie sich (bis auf seltene Ausnahmen) Shopping als Belohnung oder Geste des Sich-Gönnens. Wie man das umsetzt? Meiden Sie beispielsweise zielloses Bummeln durch Mode- oder Elektrogeschäfte, off- wie online. Wenn Sie etwas brauchen, machen Sie vorher einen Merkzettel, von dem Sie nicht abweichen. Einkaufslisten helfen nicht nur beim Lebensmittelkauf!

Ernährung: Achte ich beim Essen auf Nachhaltigkeit?

Bis 2-mal »Ja«: Beim Essen steht für Sie das Ökobewusstsein bisher eher im Hintergrund. Wenn Sie Lust haben, etwas zu ändern, dann könnten Sie hier ansetzen.

3- bis 4-mal »Ja«: Sie haben Ihren Lebensmitteleinkauf und Ihre Ernährung zumindest zum Teil nachhaltig gestaltet. Schön.

5- bis 6-mal »Ja«: Glückwunsch, Sie ernähren sich auf ökologisch verträgliche Art!

Und Action! Der Umsatz, der in Deutschland mit Biolebensmitteln erzielt wird, ist im Jahr 2019 um rund 9,7 Prozent gestiegen, er liegt jetzt bei zwölf Milliarden Euro. Das heißt:

Hier tut sich viel! Beim Gesamtumsatz der Lebensmittel liegen Bioprodukte aber weiterhin nur bei gut fünf Prozent. Dass viele Menschen wenig Bio kaufen, hat finanzielle Gründe. Aber auch Routinen und Essgewohnheiten hindern viele daran, ihre Ernährung nachhaltiger zu gestalten. Wenn man sich mehr mit den Produktionsbedingungen beschäftigt, bewirkt das oft einen Wandel im eigenen Verhalten.

Soforttipp: Kaufen Sie mindestens einmal in der Woche Obst, Gemüse, Brot auf einem Wochenmarkt ein. Regional und saisonal zu kaufen ist unschlagbar, wenn es um umweltfreundliche Ernährung geht. Wenn das finanziell oder logistisch nicht hinhaut: Greifen Sie auch im Discounter ab jetzt zu Bioprodukten. Die sind dort nur wenig teurer als konventionelle Produkte – und dennoch ökologisch viel weniger bedenklich.

Langfristiger Tipp: Laden Sie einmal pro Monat Freunde zum Essen ein. Wer frisch kocht und das Essen mit anderen teilt, fördert das Genussempfinden, steigert damit das Bewusstsein dafür, wie wichtig und wertvoll Lebensmittel sind. Nachhaltiger als alle Fertigprodukte ist frisch gekochtes Essen meist sowieso.

Energie: Ist das Licht überall aus?

Bis 2-mal »Ja«: Sie sind nicht gerade eine Energiesparleuchte. Wenn Sie etwas ändern wollen, ist dieser Bereich dankbar: Hier kann man mit einfachen Veränderungen viel erreichen.

3- bis 4-mal »Ja«: Sie haben den Energieverbrauch im Haushalt gut im Blick. Schön.

5- bis 6-mal »Ja«: Vorbildlich, wie Sie mit dem Thema Energieverbrauch umgehen.

Und Action! In vielen Haushalten wird schon effektiv Strom gespart. Auch weil sich Nachhaltigkeit hier im eigenen Geldbeutel schnell positiv bemerkbar macht. Wer noch weiter optimieren will, kann diese Tipps beherzigen:

> **Soforttipp:** Auch Ladegeräte von Handys, die einfach nur in der Steckdose »warten«, verbrauchen Strom. Ziehen Sie diese Stromfresser besser raus, wenn sie nicht gebraucht werden. Schaffen Sie schaltbare Mehrfachsteckdosen an.

> **Langfristiger Tipp:** Unsere Wohnungen sind zu warm! Um die 20 Grad reichen, ein Grad weniger

geht auch – viele haben sich schon aufgrund der hohen Energiepreise dazu entschlossen. Versuchen Sie, sich an die etwas kühlere Temperatur zu gewöhnen. Aber Achtung: Unter 16 Grad sollte die Raumtemperatur nicht sinken, denn dann droht Schimmel. Wer sowieso schon »kalt« lebt: Setzen Sie lieber eine Idee aus einer anderen Kategorie um. Energiesparen soll nicht zur Qual werden.

Müll: Was tue ich für Müllvermeidung?

Bis 2-mal »Ja«: Mülltrennung und -vermeidung sind Ihnen wahrscheinlich eher lästig. Schauen Sie, ob Sie den Soforttipp beherzigen können.

3- bis 4-mal »Ja«: Sie haben das Thema Müllvermeidung teilweise gut im Blick. Bleiben Sie dran.

5- bis 6-mal »Ja«: Sie sind ein Profi, wenn es um das Thema Abfallvermeidung geht.

Und Action! Die Deutschen sind Vorreiter in Sachen Mülltrennung – Biotonnen und gelbe Säcke haben eine längere Tradition als in vielen anderen europäischen Ländern. Während wir beim Recycling weit sind, ist bei der Vermeidung von Müll noch viel zu tun: Beim Verpackungsmüll liegt Deutschland mit 68 Kilogramm pro Jahr und Kopf weit über den Mengen vieler EU-Staaten. Die Hälfte davon besteht aus Pappe, Karton und Papier, das ist auch ein Resultat des wachsenden Online-Handels.

Soforttipp: Nie mehr Wasser oder andere Getränke in Einwegplastikflaschen kaufen. Das gilt auch für Plastikpfandflaschen, die sofort bei der Rückgabe klein gehäckselt werden. Steigen Sie auf Glasflaschen oder Hartplastikflaschen mit Pfand um. Oder trinken Sie Leitungswasser. Wenn Sie gerne kohlensäurehaltiges Wasser trinken möchten, schaffen Sie sich einen Sprudler an.

Langfristiger Tipp: Wir alle produzieren viel Müll durch die Versand- und Lieferkultur, die sich in den vergangenen Jahrzehnten eingebürgert hat. Ob Zalando oder Pizzaservice, Lieferungen verursachen reichlich Verpackungsmüll – und CO_2. Versuchen Sie, den Einkauf per Versand und Lieferdienst um ein Drittel zu reduzieren. Vermeiden Sie Spontankäufe im Internet, reduzieren Sie Retouren durch strengere Vorauswahl, und steuern Sie die Auslieferung des Pakets möglichst so, dass Sie zu Hause sind oder es abgestellt wird. Das meiste CO_2 wird nämlich auf der »letzten Meile« verbraucht!

 Fazit: Wie nachhaltig lebe ich?

Um ein nachhaltigeres Alltagsverhalten zu etablieren, ist es wichtig, dass wir uns immer wieder klarmachen, in welchen Bereichen wir uns tatsächlich umweltbewusst verhalten und in welchen nicht. Nehmen Sie sich deshalb zum Abschluss dieses Coachings ein paar Minuten Zeit, um zu überprüfen: In wie vielen der fünf Listen haben Sie passable Werte erreicht – und wo hapert es bisher?

Falls Sie in drei oder mehr Listen Schwachstellen entdeckt haben, dann überlegen Sie: Will ich wirklich so leben? Oder will ich mein Verhalten zumindest teilweise ändern? Ja? Dann nehmen Sie sich erst einmal einen einzigen Tipp vor und versuchen, diesen in den kommenden Wochen umzusetzen. Damit ist schon viel erreicht. Für alle, die nur in ein oder zwei Listen nicht so ökologisch wertvoll abgeschnitten haben: Auch Sie können überlegen, ob Sie etwas verändern wollen. Wenn man schon nachhaltiges Handeln in einem Bereich etabliert hat, ist ein bisschen mehr davon nicht so schwer.

Und noch etwas: Überfordern Sie sich nicht. Keiner kann alles auf einmal verändern und von heute auf morgen zu hundert Prozent ökologisch leben. Beherzigen Sie stattdessen lieber einige wenige Tipps – und diese dann richtig. Das ist eine realistische und alltagsnahe Herangehensweise, die in jedem Fall im Sinne der Nachhaltigkeit ist.

COACHING

Ökobilanz verbessern

Den Alltag so ausrichten, dass Ressourcen geschont werden? Das finden drei Viertel der Deutschen wichtig. Viele wollen sich umstellen, zu kompliziert soll es aber auch nicht werden. Hier lernen Sie, Ihre Gewohnheiten zu verändern und nachhaltiger zu leben. Dazu finden Sie viele Tipps, was Sie ganz konkret und leicht verändern können.

Dauer

Hier geht es darum, sich bewusst zu machen, wie das eigene Verhalten das ökologische Gleichgewicht beeinflusst – und aktiv zu werden. Gehen Sie langsam vor. Planen Sie acht Wochen ein, einen Schritt pro Woche. Sie können hier auch gezielt nur ein oder zwei Schritte herausgreifen und konsequent umsetzen. Denn jede Veränderung hilft!

Schritt 1: Obst und Gemüse klüger einkaufen

Häufig kaufen wir unsere Lebensmittel so sehr im Autopilotmodus ein, dass wir nicht darauf achten, ob Trauben oder Zwiebeln aus Südafrika oder Australien in unserem Einkaufskorb landen. Hier setzen Sie bei diesem ersten Schritt an: Kaufen Sie frische Ware von Birne bis Brokkoli (noch) bewusster und klüger ein als bisher.

Übung: Jeden Apfel prüfen

Kaufen Sie sieben Tage lang regionales und saisonales Gemüse und Obst. Ein Blick auf den Saisonkalender zeigt: Im Januar, Februar, März haben Grünkohl, Rosenkohl, Kürbis, Rucola, Feldsalat, Möhren, Rettich und Rote Beete Saison, Tomate und Gurke lässt man besser liegen, die kommen erst ab April von hiesigen Feldern. Beim Obst sind es vor allem Äpfel (aus Lagerbeständen), die regional zu kriegen sind. Greifen Sie in dieser Woche also bewusst zu diesen saisonalen Produkten. Und nehmen Sie sich ein wenig Zeit im Supermarkt, um sich über die Herkunftsländer auf den Etiketten zu informieren. Überlegen Sie auch, was normalerweise in Ihrem Einkaufswagen landen würde. Oft wundert man sich bei genauerer Betrachtung, wie viel Obst von anderen Kontinenten kommt (Trauben, Melonen, Äpfel). Versuchen Sie, diese Produkte mit hoher Klimabelastung liegen zu lassen.

Haben Sie unter Ihren Gewohnheitskäufen ein paar Klimasünden entlarvt? Gut so! Sie wissen nun mehr. Notieren Sie die Fehlgriffe hier:

Tipp: Die App GrünZeit der Verbraucherzentrale Schleswig-Holstein bietet einen übersichtlichen Saisonkalender für Obst und Gemüse.

Extratipp: Im Herbst und Winter kann man es kaum durchhalten, nur regional-saisonal einzukaufen. Erlauben Sie sich gelegentlich Ausnahmen. Ananas, Kiwis, Bananen dürfen ab und zu sein. Oder Tomaten und Gurken. Kaufen Sie aber Ihre Ananas aus Übersee oder Tomaten außerhalb der Saison auf jeden Fall in der Biovariante. Und genießen Sie die Produkte bewusst!

Was bringt es der Umwelt?

1. Wenn Sie frische Produkte regional-saisonal kaufen, fördern Sie den Klimaschutz und helfen, Energie zu sparen (kurze Transportwege, reduzierter CO_2-Verbrauch, saisonal bedeutet auch, dass Obst und Gemüse nicht im beheizten Gewächshaus angepflanzt werden).

2. Wenn Sie zu Biolebensmitteln greifen, bedeutet das: Keine Pestizide, der Anbau schützt damit zum Beispiel Bienen und andere Insekten.

3. Sie fördern den Bodenschutz, denn Ökolandwirtschaft führt auf Dauer zu guten Böden. Bei uns wie auch in fernen Ländern.

4. Auch für das Tierwohl ist die Biolandwirtschaft besser! Hühner, Schweine und Kühe haben deutlich mehr Platz als in der konventionellen Haltung, Kühen wird im Sommer oft der Weidegang ermöglicht.

Schritt 2: Strom und Energie sparen

Statistiken zeigen: Die Deutschen sind gut darin, im Haushalt Energie zu sparen. Das hat sich auch in der Energiekrise infolge des Ukraine-Kriegs gezeigt. Das reduziert die Kosten, aber schont auch die Umwelt. Schauen Sie sich das Thema in diesem Schritt genauer an: Überlegen Sie sich ganz praktisch, wie Sie in Haus und Haushalt nachhaltig mit Energie umgehen können und wollen.

Ein kurzer Rundgang

Nehmen Sie sich die Zeit, gehen Sie in den nächsten Tagen in Ruhe durch Ihre Wohnung, und schauen Sie genau, wo Sie durch Neuerungen und die Veränderung von Gewohnheiten ein bisschen Energie sparen könnten. Nutzen Sie dabei die nachfolgende Liste. Lassen Sie sich inspirieren, und ändern Sie Kleinigkeiten. Kreuzen Sie an, welche Anregungen Sie umsetzen wollen. Meist reichen erst einmal ein oder zwei:

☐ **Küche:** Nutzen Sie den Backofen ab jetzt ohne Vorheizen, und kochen Sie mit Restwärme (Backofen zehn Minuten vorher ausschalten).

☐ **Küche:** Deckel auf den Topf. Das spart ein Drittel der Energie.

☐ **Küche:** Schalten Sie beim Ofen immer Umluft ein, die verbraucht weniger Strom als Ober- und Unterhitze.

☐ **Wohnzimmer:** Es ist bekannt, dass Geräte auch im Standby-Modus Strom verbrauchen. Rüsten Sie die Wohnung auf Mehrfachstecker-Leisten mit Ausschalter um. Nutzen Sie den, wenn Sie das Haus verlassen. Bei fünf Geräten spart das pro Jahr rund 100 Euro und 220 Kilo CO_2.

☐ **Waschmaschine:** Erst anmachen, wenn die Maschine voll ist. Häufiger bei 30 Grad waschen, moderne Waschmittel wirken auch schon bei 20 Grad. Das reicht oft aus.

☐ **Badezimmer:** Duschen statt baden. Verbraucht weniger Wasser!

☐ **Badezimmer:** Zähneputzen am Waschbecken und nicht beim Duschen.

☐ **Kühlschrank:** Richtig einstellen. Kühlen bei 6 bis 7 Grad, Gefriertruhe: minus 18 Grad. Manche Geräte sind viel zu kalt eingestellt.

☐ **Arbeitszimmer:** PCs und Monitore komplett ausschalten und nicht im Stand-by-Modus laufen lassen.

☐ **Arbeitszimmer:** Auch WLAN-Router kann man oft mit einem einzelnen Knopfdruck ausschalten, wenn man sie gerade nicht braucht.

Reflexion

Welche Dinge haben Sie verändert? Wie lange hat es gedauert?

Anregung: Wenn es Ihnen leichtgefallen ist, ein paar wenige Punkte umzusetzen, dann nehmen Sie sich die Liste noch einmal vor und befolgen zwei weitere Energiespartipps. Welche wären es in der zweiten Runde? Welche Dinge haben Sie verändert? Wie lange hat es gedauert?

Übung: Anbieter wechseln

Zu einem Ökostromanbieter zu wechseln ist eine lohnende Umweltschutzmaßnahme. Spart Energie, kostet nicht so viel Zeit, wie Sie vielleicht befürchten. Gute Anbieter sind beispielsweise: Naturstrom, Die Bürgerwerke, EWS Schönau, Greenpeace Energy, Ökostrom+. Bei Naturstrom kann man beispielsweise mit einem kleinen Aufpreis den Bau von Windkraftanlagen fördern. Überlegen Sie auch hier: Wie viel Zeit hat es gekostet, den Strom umzumelden? Wie geht es Ihnen mit der Neuerung?

Was bringt es der Umwelt?

Mit Energiesparmaßnahmen im Haushalt schonen Sie nicht nur langfristig und nachhaltig den eigenen Geldbeutel – Sie tun auch sehr viel für den Klimaschutz. Indem Sie die eigene CO_2-Bilanz senken, sorgen Sie für die globale CO_2-Reduktion.

Schritt 3: Konsumgüter weitergeben und recyceln

Secondhand kaufen, Sachen umarbeiten, Kleidung oder Gebrauchsgegenstände weitergeben, defekte Geräte ins Repair-Café bringen – diese Art des Recyclings gewinnt an Beliebtheit. Probieren Sie es jetzt mal aus!

Übung 1: Ein bisschen entrümpeln

Trennen Sie sich von fünf Gegenständen, und bringen Sie sie in ein Sozialkaufhaus. So speisen Sie Gegenstände in den Secondhand-Kreislauf ein. Egal ob es eine Hose ist, die nicht mehr passt, oder ein nie gebrauchter Kochtopf: Sortieren Sie in den nächsten Tagen Dinge aus, die Sie nicht nutzen oder nicht mögen. Werfen Sie diese Dinge nicht einfach in den Altkleidercontainer, stellen Sie sie auch nicht bei eBay ein. Machen Sie – falls es irgendwie möglich ist – einen Abstecher ins nächstgelegene Sozialkaufhaus, etwa einen Oxfam-Shop, Rot-Kreuz-Laden, Anlaufstellen von Caritas oder Diakonie. Spenden Sie Ihre ausrangierten Sachen dort.

Was haben Sie gespendet? Wie fühlte es sich an, Dinge nicht zu verkaufen, sondern weiterzugeben?

Ein schönes Ding

Schauen Sie sich auch selbst im Sozialkaufhaus um. Diese Einrichtungen sind nicht nur für Bedürftige. Auch wenn es ungewohnt ist: Kaufen Sie eine einzige gebrauchte Sache, die Sie schön finden.

Übung 2: Nachfragen und warten

Manchmal brauchen wir Dinge unbedingt. Der Kühlschrank ist kaputt, ein Rad wird gebraucht, ein grünes Kleid für ein Karnevalskostüm oder eine Luftmatratze für Besuch. Machen Sie es hier versuchsweise so wie Leute, die nicht viel Geld haben oder besonders nachhaltig leben: Statt in ein Geschäft zu gehen oder online zu bestellen, versuchen Sie, das Gewünschte anders zu bekommen.

Schreiben Sie hier zunächst drei Dinge auf, die Sie demnächst brauchen:

- _____

- _____

- _____

Hier finden Sie einige Anregungen, wie Sie die Dinge auf einem anderen Weg beschaffen können. Lesen Sie die Tipps, und probieren Sie, wenigstens eine der aufgezählten Sachen auf diese Weise zu bekommen.

- [ ] Fragen Sie vor der nächsten großen Anschaffung, die Sie nur selten brauchen, in der Nachbarschaft herum, ob da jemand ist, der Ihnen genau diesen Gegenstand leihen kann.
- [ ] Leihen Sie den Gegenstand bei einem Tausch- oder Leihservice.
- [ ] Stellen Sie eine Anfrage in den sozialen Medien, in Nachbarschaftsportalen, ob jemand eine solche Sache verkaufen oder verschenken will.
- [ ] Fragen Sie im Bekanntenkreis und in der Familie jeden, den Sie mögen: »Hast du zufällig ein X übrig, das du nicht mehr brauchst?« Sehr oft beherbergen die Leute Schätze auf dem Dachboden oder im Keller.
- [ ] Gehen Sie auf einen Flohmarkt oder in eine Flohmarkthalle, und schauen Sie gezielt nach diesen Dingen.
- [ ] Suchen Sie bei eBay oder in anderen Onlineportalen nach gebrauchten Sachen.
- [ ] Überlegen Sie, ob Sie in Ihrem eigenen Keller oder auf dem Dachboden noch Dinge haben, die passen könnten. Manchmal weiß man gar nicht mehr, was man alles besitzt.

Manche Menschen empfinden es als Armutszeugnis, andere nach Dingen zu fragen. Falls es Ihnen so geht, zwingen Sie sich nicht. Suchen Sie einen anderen Ansatzpunkt zum nachhaltigen Handeln.

Passt wenigstens eine der Strategien auf zumindest einen der Gegenstände, die Sie oben aufgeführt haben? Gut. Dann halten Sie das hier fest – und probieren Sie es aus.

Wie war es, Dinge auf alternative Weise zu bekommen und nicht direkt nagelneu aus dem Geschäft?

Was bringt es der Umwelt?

Wenn Sie dafür sorgen, dass Gegenstände von vielen Menschen lange genutzt werden, dann senken Sie den Ressourcenverbrauch. Außerdem wird durch eine lange Lebensdauer von Produkten indirekt Müll vermieden.

Schritt 4: Weniger Fleisch essen

Vielen Menschen fällt es leicht, selten Fleisch zu essen, weil sie es nicht mögen oder sie Massentierhaltung ablehnen. Andere lieben das regelmäßige Steak oder Stück Wurst auf dem Teller und finden den Verzicht darauf auf der Nachhaltigkeits-To-do-Liste den schwierigsten Punkt. Diese Übung ist also für echte Fleischfans ungewohnt. Machen Sie diese Woche dennoch folgenden Versuch:

Übung: Essen Sie nur an zwei Tagen Fleisch. Und das bio.

Damit das gelingt, erstellen Sie am besten einen groben Speiseplan, was Sie in dieser Woche essen wollen. Setzen Sie zwei Fleischgerichte auf die Liste. Und überlegen Sie sich dann fleischlose Alternativen, zum Beispiel Nudeln mit Tomatensoße, Falafel, Pizza, Salat, Gemüsesuppe, Brot mit Käse. Das Planen hilft, die Vorhaben umzusetzen. Schreiben Sie hier einen Speisezettel:

Montag _____

Dienstag _____

Mittwoch _____

Donnerstag _____

Freitag _____

Samstag _____

Sonntag _____

Wichtig: Für alle, die eh kein Fleisch essen: Beschäftigen Sie sich noch einmal mit dem nachhaltigen Einkaufen aus Schritt 1, und wählen Sie Ihr Obst und Gemüse nach dem Saisonkalender aus.

Haben Sie es probiert? Wie hat es funktioniert? Wie hat es geschmeckt?

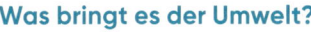

Was bringt es der Umwelt?

Wenn jeder seinen Fleischkonsum um die Hälfte verringern würde, könnte man damit die CO_2-Bilanz extrem reduzieren. So sehr, dass manche Experten sagen, es handle sich um eine der effektivsten Maßnahmen zum Schutz der Umwelt auf Verbraucherseite. Zudem werden rund drei Viertel der Sojabohnen-Produktion zu Futter für Hühner und Schweine verarbeitet. Deutschland ist das EU-Land mit der höchsten Fleischproduktion, und Brasilien ist weltweit das Land mit der größten Sojabohnen-Produktion – und vernichtet für die Sojabohnenfelder Regenwälder.

Schritt 5: Plastik vermeiden

Das Bewusstsein für das Thema Plastik ist in den vergangenen Jahren enorm gestiegen. Sie haben bestimmt selbst auch schon ein paar alte Plastik-Gewohnheiten verändert. In diesem Schritt zeigen wir Ihnen einige weitere Möglichkeiten, wie Sie das plastikfreie Leben mit Leichtigkeit umsetzen können.

Übung: Einfach ersetzen

Unten haben wir eine Checkliste für Sie vorbereitet. Sie enthält mehrere Vorschläge, wie Sie Plastikmüll im Alltag effektiv vermeiden. Gehen Sie nun die Liste durch, und entscheiden Sie sich spontan für zwei unserer Tipps, die Sie in den nächsten Tagen umsetzen wollen. Gehen Sie dabei nach dem Lustprinzip vor – verfolgen Sie das, was Ihnen leicht-fällt und Spaß macht:

☐ Rucksack und Stofftaschen statt Plastiktüten beim Ein-kaufen verwenden

☐ Obst und Gemüse nicht mehr in eine Extraplastiktüte pa-cken

☐ Egal ob Joghurt, Milch oder Wasser, nehmen Sie lieber die Mehrwegverpackung aus Glas statt aus Plastik.

☐ Trinken Sie Leitungswasser statt Mineralwasser aus Plas-tikflaschen.

☐ Kaufen Sie ein Stück Seife statt eines Plastikseifenspen-ders.

☐ Keinen Coffee-to-go. Und wenn, dann nur im mitge-brachten Becher

☐ Taschentücher im Kartonspender statt in Plastik

☐ Bringen Sie Besteck und Tupperdose zum To-go-Mit-tagstisch oder zur Salatbar mit.

Haben Sie zwei Punkte ausgewählt? Dann probieren Sie sie aus. Was Sie außerdem immer tun können: Stecken Sie einen Stoff- und einen Gemüsebeutel in die Aktentasche, in den Rucksack oder in die Handtasche. Wenn Sie zwischendurch einkaufen, kommen statt Plastiktüten die Beutel zum Einsatz.

Was bringt es der Umwelt?

1. Wenn Sie weniger Plastikmüll produzieren, fördern Sie den Tierschutz, denn Mikroplastik und Plastik

sind eine Gefahr für die Tiere, die es mit Futter ver-
wechseln und letztlich verenden.

2. Sie helfen beim Schutz von Meeren und Gewäs-
sern, denn Plastik landet meist im Meer.

3. Sie schonen Ressourcen, denn Plastik wird aus
Erdöl hergestellt.

Schritt 6:
Mobilitätswende einleiten

Das Auto stehen zu lassen fällt uns oft schwer. Aber es würde viel bringen, wenn Sie stattdessen ab und zu Rad, Bus
oder Bahn fahren würden. In dieser Woche experimentieren Sie deshalb ein bisschen mit dem Thema Fortbewegung
im Alltag.

Übung 1: Drei Alternativen

Lassen Sie das Auto in dieser Woche an mindestens drei Tagen stehen. Das ist für manche sehr leicht, für andere schwierig (und hat nicht nur mit dem inneren Schweinehund, sondern auch mit den Lebensumständen zu tun). Planen Sie nun:
Wollen Sie sich lieber mit dem Rad bewegen oder mit Bus
und Bahn? Wenn das entschieden ist, planen Sie, welche drei
kleinen Strecken Sie in den nächsten Tagen mit dem Rad machen können, etwa zum Sport, zum Einkaufen oder zur Arbeit. Und dann tun Sie es tatsächlich.

Welche drei Strecken machen Sie mit welchem Verkehrsmittel?

- _____

- _____

- _____

Reflexion

Beantworten Sie auch noch folgende Fragen: Wie war es, das Auto stehen zu lassen? Hat es Freude gemacht? War es stressiger, als Auto zu fahren?

Wenn Sie merken, dass Rad-, Bahn- oder Busfahren Ihnen eigentlich guttut: Verlängern Sie die Dreimal-Auto-stehen-lassen-Übung um ein oder zwei Wochen.

Was bringt es der Umwelt?

Ein Auto, mit dem man im Jahr 12 000 Kilometer fährt, produziert etwa 2000 Kilogramm CO_2. Die verträgliche Klimabilanz für den Einzelnen pro Jahr liegt bei 2300 Kilogramm – darin sind aber alle Emissionen enthalten, also auch Nahrung, Stromverbrauch, Konsum. Wenn Sie das Auto häufiger stehen lassen oder sogar teilen, betreiben Sie effektiven Klimaschutz.

Übung 2: Wer fährt mit?

In vielen Gegenden gibt es keinen guten öffentlichen Nahverkehr. Wenn Sie in solch einer Region wohnen und auch noch Fahrradmuffel sind, beschäftigen Sie sich mit dem Thema Fahrgemeinschaft. Suchen Sie zwei Menschen, zum Beispiel Kollegen oder Nachbarn, mit denen Sie gelegentlich oder regelmäßig eine Fahrgemeinschaft bilden könnten. Denken Sie ans Pendeln zum Job, aber auch an Touren in der Freizeit, etwa zum Einkaufen. Versuchen Sie, für den nächsten Monat drei gemeinsame Fahrten vorzubereiten. Es zählt auch, wenn Sie anderen eine Mitfahrgelegenheit anbieten.

Wen könnten Sie für eine Fahrgemeinschaft ansprechen? Notieren Sie drei Ideen.

Wem könnten Sie eine Fahrgemeinschaft anbieten? Notieren Sie drei Ideen.

Wie war es, diese Menschen anzusprechen? Was haben Sie anders erwartet?

Tipp: Dass Flugverkehr der Umwelt noch mehr schadet als Autos, wissen wir heute. Trotzdem kann nicht jeder ab jetzt für immer aufs Flugzeug verzichten. Falls Sie dennoch nachhaltiger reisen möchten, könnten Sie es mit dem Kompensieren von Emissionen versuchen. Verschiedene Plattformen bieten das an. Viele fürchten hohe Kompensationskosten, doch die sind meist geringer, als man denkt. Für einen Ferienflug von Hamburg nach Mallorca und zurück bezahlt man circa 16 Euro pro Person als Ausgleich für die Belastung der Umwelt. Gute Anbieter sind Atmosfair (gemeinnützige GmbH, im Web unter Atmosfair.de) und Myclimate (gemeinnützige Stiftung, im Netz unter Myclimate.org). Investiert wird das Geld etwa in energiesparende Techniken.

Schritt 7:
Konsumverhalten verändern

Wenn Menschen anfangen, nachhaltiger zu leben, machen sie häufig die Erfahrung, dass die kleinen Veränderungen oft sogar Freude bringen und leichtfallen. Was viele dagegen schwierig finden, ist der Verzicht. Hier finden Sie deshalb eine Anleitung, wie Sie das eigene Kaufverhalten überdenken und versuchen können, es gegebenenfalls einzuschränken.

Übung 1: Muss nicht sein

Das neueste Smartphone? Garderobe für die aktuelle Saison? Ein besserer Fernseher? Wir alle sind Konsumenten mit Haben-wollen-Instinkten. Überlegen Sie deshalb in einer ruhigen Minute, welche Konsumwünsche Sie im Augenblick umtreiben. Machen Sie eine Art Wunscheinkaufsliste, auf die Sie Produkte schreiben, die Sie sich eigentlich dieses Jahr beziehungsweise in den nächsten Wochen und Monaten zulegen oder »gönnen« wollen. Haben Sie drei bis fünf Wünsche gefunden? Dann schreiben Sie diese auf.

Machen Sie nun den nächsten Schritt: Überlegen Sie genau, welche der Anschaffungen nötig und sinnvoll sind – und welche nicht. Suchen Sie, je nach Länge der Liste, zwei bis drei Sachen heraus, auf die Sie noch eine Weile oder sogar dauerhaft verzichten können. Verpflichten Sie sich konkret, diese Dinge mindestens ein halbes oder besser ein Jahr lang nicht zu kaufen. Schreiben Sie die Dinge, auf die Sie verzichten können, auf.

Welche Gefühle entstehen, wenn Sie die Konsumentscheidung aufschieben? Seien Sie ehrlich zu sich. Wie könnten Sie die Gefühle oder die Bedürfnisse, die jetzt nicht befriedigt werden (etwa »Ich fühle mich schön, ich fühle mich wertvoll, ich bin entspannt«), auf eine andere Weise stillen? Haben Sie Ideen?

Abwarten

Meist vergeht das Gefühl von Unruhe oder Frust nach ein paar Tagen. Wenn man etwas Abstand gewinnt und ein bisschen Zeit vergangen ist, relativieren sich viele Konsumwünsche. Die paar, die bestehen bleiben, können Sie sich auch noch nächstes Jahr erfüllen.

Übung 2: Mit Sinn und Geschmack

Nachhaltig zu konsumieren ist oft leichter als kompletter Verzicht. Wenn Sie bei der Aufgabe von dieser Woche merken, dass Weglassen Ihnen sehr schwerfällt, dass Sie auf neue

Frühlingsmode oder Elektrogadgets nicht verzichten können, dann kaufen Sie in den nächsten Monaten ein oder zwei Sachen, die Sie sonst konventionell erworben hätten, in der fairen und nachhaltigen Variante, zum Beispiel Fairtrade-Kleidung statt Produkten von Billigketten. Suchen Sie jetzt ein Produkt aus, das Sie aus fairem Handel beziehen wollen.

> **Tipp:** Achten Sie beim nachhaltigen Konsum auf verlässliche Siegel: FSC bei Papierprodukten, GOTS bei Kleidung, Naturland oder Demeter bei Lebensmitteln.

Was bringt es der Umwelt?

Je weniger Sie konsumieren, desto mehr Ressourcen schonen Sie, desto mehr Müll vermeiden Sie.

1. Für Smartphones, Tablets und Bildschirme werden viele Rohstoffe verbraucht. Bis zu 60 unterschiedliche chemische Elemente und 30 Metalle stecken in einem Elektrogerät. Öl, Kupfer, Edelmetalle wie Gold und Silber sowie seltene Erden. All diese Ressourcen schonen wir, wenn wir weniger Gadgets kaufen.

2. Für preisgünstig produzierte Mode aus Asien werden Pestizide verwendet, und viel Wasser wird verbraucht, vor allem bei der Baumwollproduktion (60 Prozent der Felder müssen zusätzlich bewässert werden). Wer weniger Mode einkauft,

verbraucht indirekt weniger Wasser und schont die Umwelt.

Schritt 8: Persönliche Ökobilanz ziehen

In Sachen Nachhaltigkeit haben Sie nun einiges ausprobiert. Sie haben viel gelernt – und Einsatz gezeigt. Dennoch können Sie nicht an all diesen Punkten weitermachen, das wäre zu viel auf einmal. Denken Sie zum Abschluss darüber nach, welche der Nachhaltigkeitstipps aus unserem Coaching dazu taugen, in Ihrem Alltag einen festen Platz zu finden.

Übung: Such dir eins aus

Hier finden Sie alle Übungen und Anregungen, die Sie in den vergangenen Wochen zumindest zum Teil ausprobiert haben. Wählen Sie im Folgenden zwei aus, die Sie besonders einfach und gut fanden, und zwei, die Sie nicht gemacht haben oder schwierig und nervig fanden:

- ☐ Gemüse und Obst regional und saisonal kaufen
- ☐ Saisonkalender-App runterladen und nutzen
- ☐ Kontrollieren, woher frische Produkte stammen
- ☐ Duschen statt baden
- ☐ Mit Restwärme kochen
- ☐ Mehrfachsteckdosen zum Ausschalten nutzen

- ☐ Zum Ökostromanbieter wechseln
- ☐ Geplante Anschaffungen verschieben
- ☐ Secondhand kaufen
- ☐ Ausrangierte Gegenstände ins Sozialkaufhaus bringen
- ☐ Dreimal in der Woche mit dem Fahrrad oder dem Bus fahren
- ☐ Nach Flugreisen die Emissionen kompensieren
- ☐ Nur zweimal in der Woche Fleisch essen
- ☐ Auf Haben-wollen-Produkte auch mal verzichten
- ☐ Fairtrade-Kleidung einkaufen
- ☐ Stofftaschen statt Plastiktüten
- ☐ Mehrwegflaschen nutzen

Merksatz

Denken Sie immer daran: Wenige Dinge, die Sie zuverlässig verändern, sind effektiver als zehn kleine Veränderungen, die man nicht durchhalten kann – und vielleicht auch nicht will. Deshalb ist es wichtig, eine ehrliche Bilanz zu ziehen.

Wie geht es weiter?

Haben Sie zwei Tipps ausgewählt, die Sie gut und einfach fanden? Dann überlegen Sie nun, ob Sie diese in Ihren Alltag übernehmen wollen. Diese zwei zu neuen Gewohnheiten zu machen wäre ein riesiger Schritt in Richtung Umweltschutz. Experimentieren Sie einfach noch eine Weile damit.

Legen Sie sich fest, bis wann Sie diese kleine Veränderung oder Neuerung in Ihrem Alltag weiterführen wollen:

Sind Ihnen auch zwei Punkte aufgefallen, die Ihnen schwergefallen sind oder die Sie gar nicht gemacht haben? Das macht nichts. Registrieren Sie einfach, dass Sie diese Dinge nervig oder schwierig finden. Aber überlegen Sie an dieser Stelle: Warum fällt Ihnen das eigentlich so schwer?

Erlauben Sie sich nun, sich mit diesem Thema vorerst nicht weiter zu beschäftigen. Vielleicht kommen Sie ja irgendwann mal darauf zurück.

Abschlusstipp: Nachhaltig zu leben ist ein Prozess. Viele Menschen verändern schrittweise, oft über Jahre, verschiedene Lebensbereiche mit Rücksicht auf unser Ökosystem. Vergleiche oder Druck, was man »tun muss« oder was »Standard« ist, sind oft kontraproduktiv. Versuchen Sie immer, für Veränderungsvorhaben eine persönliche Motivation zu finden. Das wird Sie tragen.

BUCH- & APP-EMPFEHLUNGEN ZUM WEITERLESEN

Alltag verändern

Florian Schreckenbach, Leena Volland: *Dein Weg zur Nachhaltigkeit. 350 praktische Tipps für den Alltag,* Norderstedt: Books on Demand, 2016.

Die Autoren, die auch dieses Coaching mitentwickelt haben, stellen im Buch eine Fülle von Tipps zusammen, mit denen Sie in Ihren eigenen vier Wänden und in Ihrem Alltag ein nachhaltigeres Leben gestalten können. Gleichzeitig erklären sie aber auch anschaulich die ökologischen Zusammenhänge und zeigen so die Wichtigkeit und die Dringlichkeit bestimmter Veränderungen. Für alle, die sich motivieren wollen.

Haltung finden

Harald Welzer: *Selbst denken. Eine Anleitung zum Widerstand,* Frankfurt am Main: Fischer, 2014.

Wie wollen wir die Welt und die Zukunft gestalten? Der Soziologe und Bestsellerautor Harald Welzer beleuchtet in diesem Buch einerseits, wie Konsumfreude und Gedankenlosigkeit dazu führen können, dass die Umwelt und das soziale Leben weltweit in Gefahr geraten. Andererseits zeigt der Autor praktische Alternativen, wie Menschen selbstständig etwas verändern, kritischer und selbstbestimmter werden – und mit dieser veränderten Haltung aus der Konsum- und Wachstumsspirale aussteigen können.

Konsum reduzieren

Lina Jachmann: *Einfach leben. Der Guide für einen minimalistischen Lebensstil*, München: Goldmann, 2018.

Mit weniger Sachen leben. Verpackungsfrei einkaufen. Kosmetik selbst herstellen. Lina Jachmanns Buch zeigt verschiedene Facetten einer nachhaltigeren und minimalistischen Lebensweise. Die Kapitel enthalten praktische Tipps und illustrieren – mit Geschichten und Fotos – die Lebenswelten von Menschen, die auf unterschiedliche Weise ihren Konsum verändert haben. Für alle, die Freude am nachhaltigen Lebensstil haben.

Fleischlos kochen

Jamie Oliver: *Veggies. Einfach Gemüse, einfach lecker*, München: *Dorling Kindersley, 2019.*

Den Vorsatz, häufiger vegetarisch zu kochen, haben viele. Doch im eigenen Rezeptrepertoire gibt es gerade bei Leuten, die gern Fleisch essen, oft nur wenige vegetarische Lieblingsgerichte. Die 116 Rezepte des britischen Promikochs können da als Inspiration dienen: Gerichte wie Curryauberginen oder Pilze in Whiskeysahne passen auch ins Geschmacksschema vieler Fleischfans. Einfach zuzubereiten sind die meisten Rezepte außerdem.

Reste retten

App: Zu gut für die Tonne!

Was tun mit den schon leicht braunen Bananen? Und lassen sich die Nudeln vom Vortag noch aufpeppen? Diese kostenlose Android- und iOS-App des Bundesministeriums für Ernährung und Landwirtschaft liefert Anregungen, was sich aus Lebensmittelresten kochen lässt. Man gibt einfach bis zu drei Zutaten ein, schon schlägt die Software ein oder mehrere meist recht simple Rezepte vor.

ANHANG

Beratende Expertinnen und Experten für Selbsttests und Trainings

Kapitel 1

Check und Coaching: Andreas Michalsen ist Chefarzt der Abteilung Naturheilkunde im Immanuel Krankenhaus in Berlin, wo viele Patienten auch mit Fastenkuren behandelt werden. Im Rahmen einer Stiftungsprofessur an der Charité forscht er außerdem zur medizinischen Wirksamkeit des Fastens.

Kapitel 2

Check und Coaching: Als Coach berät Svenja Hofert Menschen in Fragen der beruflichen Entwicklung. Bevor sie in die Beratungsarbeit einstieg, war sie unter anderem im Bereich IT tätig. Über den Umgang mit der digitalen Welt – vor allem im Beruf und bei der Karriereplanung – hat sie zahlreiche Bücher und Artikel geschrieben.

Kapitel 3

Check: Seit dem Studium beschäftigt sich der Volkswirt Gerd Michelsen mit ökologischen Fragen. Heute ist er Seniorprofessor für Nachhaltigkeitsforschung an der Leuphana-Universität in Lüneburg. In seiner Forschung geht er unter anderem der Frage nach, wie man Umweltbildung so gestaltet, dass sie motivierend ist und angenommen wird.

Coaching: Leena Volland und Florian Schreckenbach sind Macher des Blogs Nachhaltig-sein.info. Dort erläutern sie ökologische Zusammenhänge und geben Tipps, wie Verbraucher ihr Verhalten ändern können. Sie beraten auch Initiativen und Firmen zu diesen Themen.

Über die Autorin der Checks und Coachings

Anne Otto, Diplom-Psychologin und Journalistin, war nach dem Studium zunächst einige Jahre als Psychologin tätig und arbeitet heute als Autorin mit Schwerpunkt auf Psychologie- und Wissenschaftsthemen. Sie schreibt außerdem Sachbücher. Für SPIEGEL WISSEN und SPIEGEL COACHING konzipiert sie unter anderem Checklisten und Coachings.

So erreichen Sie Ihre Ziele!

Die beliebten SPIEGEL-Coachings neu zusammengestellt und erstmals als Taschenbuch:

- *Ich fühl mich wohl – Ziele erreichen, Gewicht halten, mehr bewegen*
- *Ich kenne mich – Emotionen verstehen, Kindheit entschlüsseln, Menschenkenntnis verbessern*
- *Ich schaff das schon – Krisen überwinden, Stress reduzieren, zu Hause wohlfühlen*
- *Ich komm weiter im Job – Stärken erkennen, Blockaden lösen, Veränderungen meistern*
- *Ich bleib fit im Kopf – Gedächtnis trainieren, geistig jung bleiben, erfüllt leben*

Die Coachings bieten schrittweise Anleitungen für zu Hause, samt Selbsttests zur Einschätzung der eigenen Stärken und Schwächen, Hintergrundwissen und vielen praktischen Übungen für den Alltag. Egal, welches Ziel Sie erreichen möchten, mit diesen thematischen Trainingsprogrammen wird Ihr Vorhaben Wirklichkeit!

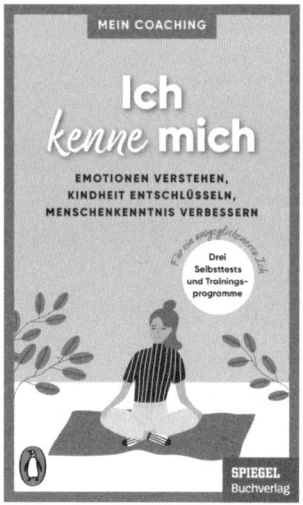

Für jedes Ziel das passende Coaching

Wie können wir unsere Gefühle besser verstehen? Wie können wir alte Muster erkennen und erlernte Verhaltensweisen verändern? Und wie können wir unsere Wahrnehmung schulen und andere Menschen besser einschätzen? Wie Sie Ihr Leben in kleinen Schritten verändern können, zeigt Ihnen dieses Buch! Es bietet Ihnen drei Selbsttests und leicht umzusetzende Coachings, nützliche Techniken zur Entfaltung Ihrer Persönlichkeit und viele praktische Übungen und Tricks, die Sie auf Ihrem Weg in ein zufriedeneres Leben begleiten.

PENGUIN VERLAG

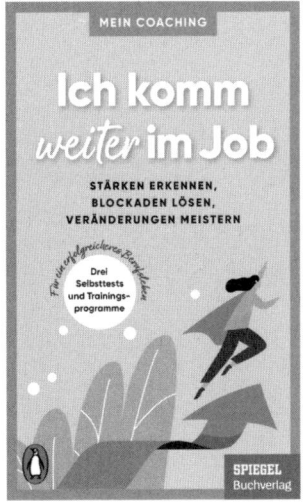

Für jedes Ziel das passende Coaching

Wie gehen wir mit beruflichen Veränderungen und unserem neuen Arbeitsalltag um? Wie erkennt man die eigenen Stärken und Potenziale und schöpft diese auch erfolgreich aus? Und wie sieht ein erfülltes Berufsleben aus? Wie Sie eine gesunde Work-Life-Balance schaffen, zeigt Ihnen dieses Buch! Es bietet drei Selbsttests und leicht umzusetzende Coachings, Hintergrundwissen sowie viele hilfreiche Tipps und Tricks für eine gute Organisation im (Home)Office.

PENGUIN VERLAG

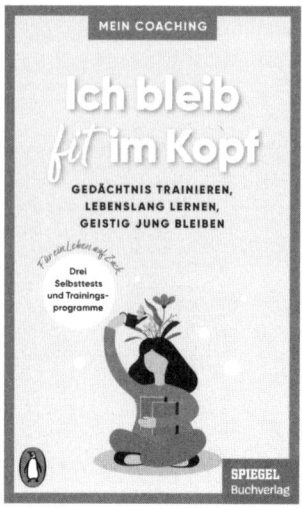

Für jedes Ziel das passende Coaching

Wie bleiben wir geistig jung? Und wie gelingt es, in allen Lebensphasen offen für Neues zu sein und flexibel auf Herausforderungen zu reagieren? Wie Sie im Kopf fit bleiben – egal in welchem Alter –, zeigt Ihnen dieses Buch! Es bietet Ihnen drei Selbsttests und leicht umzusetzende Coachings sowie Strategien, Techniken, Tipps und Tricks zur Stärkung des Gedächtnisses und gibt Ihnen eine schrittweise Anleitung an die Hand, um gelassen und gesund auch auf die späteren Jahre zusteuern zu können.

PENGUIN VERLAG